AF592013

# DISSERTATION

*Sur la manière la plus propre à prévenir la rechute dans les Fièvres intermittentes déjà arrêtées par le moyen du quinquina; ouvrage couronné par la Société Italienne des Sciences.*

PAR PIERRE RUBINI, PROFESSEUR DE MÉDECINE CLINIQUE A PARME.

Traduit de l'Italien par G. G. LAFONT-GOUZI, Médecin à Toulouse, Membre de la Société médicale d'émulation de Paris, des Sociétés de médecine de Bruxelles, Montpellier, Bordeaux et Parme, de l'Académie impériale des sciences, littérature et beaux arts de Turin, et de celle de Dijon.



SE TROUVE

CHEZ
GABON, Libraire, place de l'École de médecine, LENORMANT, Lib.-Imprimeur, — A PARIS.
SENAC, Libraire, place Rouaix, BONNEFOI, Libraire, rue des Chapeliers, VIEUSSEUX, Libraire-Imprimeur, rue St.-Rome, — A TOULOUSE.

1807.

On trouve chez les mêmes Libraires plusieurs autres Essais de M.r LAFONT-GOUZI, tels que,

1.° Abrégé de la nouvelle doctrine médicale, et réfutation du système du spasme, par Brown, traduit de l'italien sur la version de Razori, 5 l.

2.° Considérations critiques sur la classification des médicamens, suivies d'un nouveau plan de matière médicale, . . . . . . . . . . . . 2 l.

3.° Examen critique et éclaircissement de la doctrine Brownienne, comparée avec le système humoral, . . . . . . . . . . . . 2 l.

4.° Mémoire pour la solution de la question suivante, proposée en 1802 par l'Académie de Dijon :

« Les fièvres catarrales deviennent aujourd'hui » plus fréquentes qu'elles ne l'ont jamais » été; les fièvres inflammatoires deviennent » extrêmement rares; les fièvres bilieuses » sont moins communes; déterminer quelles » sont les causes qui ont pu donner lieu » à ces révolutions dans nos climats et dans » nos tempéramens », . . . . . . 2 l.

*A Monsieur* **Chabran**,

*Général de Division, Commandant de la Légion d'honneur.*

MONSIEUR LE GÉNÉRAL,

*APRÈS avoir pendant sept ans fermé les honorables blessures que nos braves recevaient dans les combats, il m'est bien doux d'offrir à* UN CAPITAINE *qui s'est toujours montré aussi sensible à leurs maux qu'habile à les conduire à la victoire, l'hommage d'un écrit qui peut leur être très-utile.*

*Je ne rappellerai pas ici,* MONSIEUR LE GÉNÉRAL, *tous les hauts faits par lesquels vous avez acquis des titres à votre illustration. Je sais que la louange importune votre grande ame. Qu'il me soit toutefois permis de vous témoigner combien je partage sincèrement les sentimens de respect, de considération et de dévouement que vos qualités civiles et militaires vous ont conciliés de la part des habitans de cette grande cité, et avec lesquels j'ai l'honneur d'être,*

MONSIEUR LE GÉNÉRAL,

Votre très-humble
et très-obéissant serviteur,

*G. G. Lafont-Gouzi, D. M. M.*

# PRÉFACE
## DU TRADUCTEUR.

QUOIQU'IL ait paru un grand nombre d'ouvrages sur les fièvres, celui-ci ne peut manquer d'être favorablement accueilli du public, comme il l'a déjà été en Italie, où l'on en a fait cinq éditions. En le lisant on reconnaîtra l'heureuse influence de la doctrine de Brown sur la manière de raisonner en médecine, d'apprécier les faits, de saisir leurs rapports, de suivre leur enchaînement, de remonter à leurs causes, et de les exprimer en un langage clair, exact et précis.

On ne saurait trop recommander aux médecins qui, entraînés par leurs préjugés, refuseraient d'adopter les nouvelles vues sur la pyrétologie, de lire avec attention la lettre de Sydenham à Brady, et son histoire des fièvres intermittentes qui régnèrent à Londres pendant les années 1661, 1662, 1663 et 1664, où il montre les funestes effets de la méthode débilitante dans le traitement de ces maladies. Il serait pareillement à désirer qu'ils comparassent, comme je l'ai fait moi-même, la théorie des fièvres exposée par Schenkius, Baillou, Paré, Riviere, Dulaurens, et par les modernes humoristes, tels que Selle, Stoll et Grimaud, avec celle de l'école Brownienne. Après s'être ainsi assurés de la futilité et de l'incertitude des anciens systèmes, dont il est, j'ose dire, impossible qu'un bon esprit puisse être satisfait, ils seront d'autant mieux disposés à goûter les nouvelles vues pyrétologiques et à reconnaître leur solidité.

Le temps n'est pas éloigné où la doctrine Brownienne sera enfin accueillie en France comme elle le mérite. Déjà le langage médical s'épure, on observe plus judicieusement, on prodigue moins les affaiblissans, et l'on fortifie mieux et plus souvent les malades débiles que par le passé. Un grand nombre de médecins font secrétement d'heureuses réformes dans leur pratique, et ceux qui écrivent raisonnent plus solidement que leurs devanciers ; tant il est vrai que la nouvelle doctrine a redressé l'esprit même de ceux qui se montrent ses adversaires. En attendant ce jour si désirable, je continuerai de marcher d'un pas ferme dans la voie que je connais la plus sûre, et dont l'ignorance et la malice ne me feront jamais écarter. *Mea mihi conscientia pluris est quam omnium sermo.* Cic. ad Att.

Qu'il me soit permis de déclarer ici, une fois pour toutes, que je n'ai point intention d'attaquer qui que ce soit, et que dans mes divers écrits je me suis seulement proposé de combattre les opinions qui me paraissent fausses et nuisibles. Je ne me crois pas à l'abri de l'erreur ; aussi je cherche avec bonne foi à la reconnaître, ne negligeant pour cela aucun des moyens que mes lumières, mes sentimens de probité, et enfin l'expérience peuvent me suggérer. A mes yeux les plus belles découvertes ont peu de prix, si elles ne sont point utiles aux hommes ; et la science même n'aurait que bien peu d'attraits pour moi, si elle ne devait me mettre à même de leur faire du bien.

Lorsque j'ai pris la plume dans le dessein de propager la doctrine qui enseigne à fortifier les sujets faibles, je sentais parfaitement l'importance de mon sujet ; et ce n'est ni par esprit de parti, ni pour chercher à briller que j'ai attaqué les opinions des autres. *Non amore novitatis, sine spe, sine metu, sine ira et studio, quorum omnium causas procul habeo.* Je me suis toujours expliqué franchement, comme il convenait à un homme élevé pour ainsi dire dans les camps, et peu fait aux ménagemens et aux tournures qu'il est souvent nécessaire d'employer pour persuader; mais tout lecteur judicieux et impartial s'attachera aux choses, plutôt qu'il ne s'aigrira de la manière dont je les présente et les fais valoir.

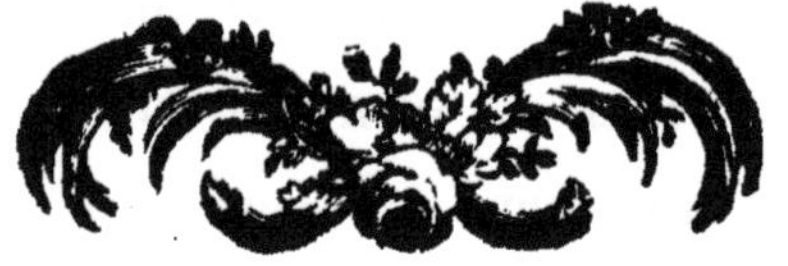

# INTRODUCTION.

*Déterminer par des expériences décisives une méthode plus sûre et moins rebutante que celles usitées jusqu'à ce jour, pour prévenir la rechute dans les fièvres périodiques déjà arrêtées par le moyen du quinquina, tel est le sujet du problème proposé par la Société italienne des sciences, et que les recherches suivantes tendent à résoudre. Ce problème est très-intéressant, et les grands avantages que l'humanité retirerait de la solution s'étendraient à toute sorte de personnes, à tous les temps, à tous les lieux. Il faut avouer que la rechute dans les fièvres intermittentes est extrêmement fréquente, à cause de l'insuffisance ou de la fausseté des méthodes proposées pour la prévenir, et que rien n'est en même temps plus fâcheux, plus dangereux et plus funeste. Combien n'est-il pas triste pour celui qui croyait être dans le port de salut, de se trouver de nouveau au milieu de la tempête! Que l'état d'un fébricitant en rechute est cruel ! A chaque changement de saison et de nourriture, à chaque affection de l'ame, il craint de ressentir le froid fébrile. Par l'effet des rechutes répétées, l'ordre des fonctions s'intervertit, la faiblesse s'aggrave et s'enracine dans les fibres, l'organisation des viscères s'altère, la cachexie, l'exténuation, la consomption s'établissent, et le corps contracte une disposition éloignée aux maladies chroniques les plus obstinées, telles que obstructions, squirres, scorbut, hydropisie, fièvre étique, etc. La fréquence des rechutes réduit à peu de chose les avantages que la médecine s'était promis de l'heureuse découverte de l'écorce du Pérou, pour dompter les fièvres intermittentes. L'ennemi trompeur, loin d'être vaincu, n'est souvent que caché, et, sortant de son embuscade, il revient de nouveau à la charge et augmente d'audace, jusqu'à ce qu'enfin l'habitude émoussant la puissance du remède, il méprise ses coups et reste supérieur.*

*Si nous réfléchissons sur les principes lumineux qui dirigent aujourd'hui les médecins, et sur le savoir des illustres personnages qui composent la Société des sciences, nous ne pouvons méconnaître le véritable but auquel nos recherches doivent conduire pour résoudre le problème proposé. Ce n'est pas une méthode empirique, une recette, une prescription invariable, un* secret *également bon pour tous les malades et dans toutes les circonstances, que l'on demande. Il est dans l'esprit de la question proposée de découvrir, non une méthode fondée sur des hypothèses et des systèmes qui manquent de solidité, comme sont celles adoptées jusqu'à ce jour, ni sur des faits vagues et incertains ; mais une méthode raisonnée et philosophique, fondée sur des principes incontestables et sur des observations constantes et multipliées. Pour réussir dans cette recherche, je commencerai par établir sur les bases les plus solides connues, les notions les plus exactes que nous ayons relativement à la nature et aux causes des fièvres périodiques. Ce premier pas nous conduira à la connaissance de la nature et des causes de la rechute, qui n'est autre chose que le renouvellement de la première maladie. De là nous serons amenés comme par la main à établir quelle est la plus facile et la meilleure manière de s'opposer aux causes de la rechute, et de la prévenir. Le problème sera résolu, si les raisonnemens les plus solides et la voix de l'expérience déposent également en faveur de la méthode que nous allons proposer.*

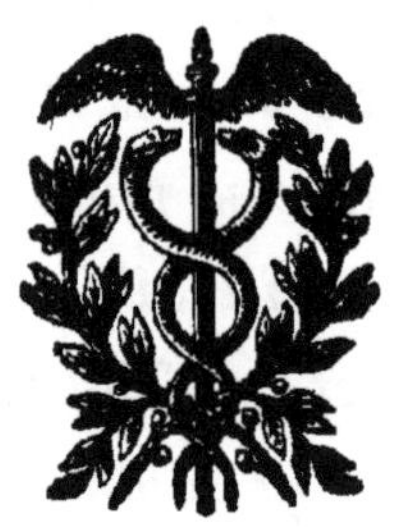

# CHAPITRE I.er

## *Nature des Fièvres périodiques, et Classification de ces Maladies.*

### § PREMIER.

L'IDÉE la plus exacte et la plus utile dans la pratique qu'on doive se former de la nature des fièvres intermittentes, ne saurait être puisée dans leur type, ni dans leur marche périodique, ni dans les symptômes variés dont elles sont accompagnées. La considération du type et de la périodicité n'offrirait que des discussions obscures et inutiles; celle des symptômes conduirait à des résultats superficiels et contradictoires; mais si l'on considère la division naturelle de ces fièvres, on en aura une notion juste et assez précise.

### § II.

Les fièvres intermittentes ne forment qu'un seul ordre de maladies, si l'on n'a égard qu'à leur caractère d'intermittence ou à la séparation des divers accès qui les constituent. Mais si on les considère sous le rapport de leur nature ou de leur génie, elles forment réellement trois classes différentes; savoir, les Sténiques, les Asténiques et les Irritatives.

## § III.

Comme il est extrêmement important d'établir la réalité de cette triple division, infiniment utile dans la pratique connue anciennement, et reproduite par les plus célèbres écrivains modernes, qui servira de base et d'appui à tous mes raisonnemens, je crois devoir montrer avant tout qu'elle est solidement prouvée par l'expérience la plus étendue.

## § IV.

Je rappelle ici avec le plus grand plaisir un passage du célèbre Celse, qui, en traitant des fièvres intermittentes, a non-seulement fait mention de cette triple division, mais encore a montré le but vers lequel le médecin doit diriger ses vues dans le choix des indications curatives; le voici : *neque, Hercule, satis est ipsas tantùm febres medicum intueri, sed etiam totius corporis habitum, et ad eum dirigere curationem; seu supersunt vires, seu desunt, seu quidam mali affectus interveniunt.* Tom. 1, lib. 3, cap. 8. Cet homme de génie n'a-t-il pas vu le triple état morbifique de l'économie vivante : l'hypersténique, exprimé par ces mots *vires supersunt*; l'asténique, par *vires desunt*, et celui d'irritation, par *quidam mali affectus interveniunt*, vers lequel l'attention du praticien doit entièrement se porter? Il a indiqué si clairement cette triple diathèse, qu'il semblerait que le passage que je viens de rapporter présente les premières lignes de la distribution brownienne des maladies, et revendique ainsi en faveur des Italiens ce premier modèle de la classification la plus exacte, la plus utile et la plus ingénieuse qui fut jamais (1).

## § V.

Cette division, négligée, comme tant d'autres choses utiles, lorsqu'elle commença d'être connue, fut

---

(1) Quoique Celse paraisse avoir reconnu l'existence, sinon des trois causes de fièvres intermittentes, du moins des deux premières, dont l'auteur vient de parler, et que différens médecins ayent observé les fièvres que chacune produit, il est incontestable que c'est à Brown que nous devons la connaissance de la nature et du traitement de ces maladies; car, bien qu'on puisse dire qu'il n'a pas tout vu, il n'en est pas moins certain qu'il a fait à ce sujet les découvertes les plus importantes, et qu'il a conduit les gens de l'art à faire celles dont ils ont depuis lui enrichi la médecine. On peut dire avec Lafontaine :

Nous en avions en vain l'origine cherchée.
On prédisait son cours, on savait ses progrès,
On déterminait ses effets ;
Mais la cause en était cachée.

Ensuite Lafontaine, parlant du traitement débilitant qu'on opposait à ces maladies, ajoute :

On se rétablissait, mais toujours lentement.
Une cure plus prompte était une merveille ;
Cependant la longueur minait nos facultés.
S'il restait des impuretés,
Casse, rhubarbe, enfin mainte chose pareille,
Et sur-tout la diète achevaient le surplus,
Chassaient ces restes superflus,
Relâchaient, resserraient, fesaient un nouvel homme ;
Un nouvel homme ! un homme usé.
Lorsqu'avec tant d'apprêts cette œuvre se consomme,
Le trésor de la vie est bientôt épuisé.

(*Poème du Quinquina*).

tirée de l'oubli par les progrès des lumières et des connaissances. Dans ce dernier temps, le célèbre Pierre Frank avait commencé de la répandre, soit par le moyen des élèves nombreux de l'école de Pavie, soit par son ouvrage *de morbis hominum.* En effet, dans cet ouvrage, il divise les fièvres intermittentes en inflammatoires, que nous appelons sténiques; en nerveuses, qui se rapportent aux asténiques; et en gastriques, qui représentent une partie de la classe à laquelle j'ai donné le nom d'irritative. Je comprends, de plus, dans cette classe les autres fièvres périodiques qu'il appelle illégitimes, lesquelles sont produites par des causes opérant d'une manière locale, et qui, pour parler franchement, ne me paraissent pas plus illégitimes que les autres.

## § VI.

Cette même doctrine a un appui extrêmement solide dans les principes de la classification générale établie par le célèbre Brown, et où toutes les maladies rentrent dans l'une des trois grandes classes appelées sténiques, asténiques et locales. Si l'on voulait donner cette dernière dénomination aux fièvres intermittentes de la troisième classe, il conviendrait d'observer que l'on confondrait avec elles les fièvres qui occupent (1) une seule partie du corps, comme un bras, la tête, etc., qu'on appelle aussi locales. C'est là une des raisons qui m'ont fait donner le nom, moins sujet à équivoque, d'irritative,

(1) Je crois qu'il serait plus exact de dire ; *les fièvres qui attaquent principalement une partie du corps*, etc., ou *qui ne se manifestent que par l'affection d'une partie ;* car on ne peut pas dire que la fièvre occupe une seule partie. *Note du Traducteur.*

lative à la classe des maladies que Brown appelle locales.

§ VII.

Enfin, l'existence de ces trois classes de fièvres est prouvée par un très-grand nombre d'observations; il suffit de parcourir rapidement les meilleurs ouvrages de pratique, pour se convaincre que par un heureux accord les écrivains anciens et modernes, quoique divisés entr'eux au sujet de la théorie, sont néanmoins du même sentiment par rapport aux faits.

§ VIII.

Les plus habiles praticiens ont observé et admis une classe de fièvres intermittentes, produites par l'action trop forte des puissances excitantes, accompagnées souvent de signes de vigueur excessive, et qu'on ne peut guérir que par la cure débilitante. C'est la classe des fièvres appelées, dans le langage brownien, sténiques, que d'autres nomment inflammatoires, sanguines, pléthoriques, etc. Parmi les médecins très-nombreux qui les ont décrites, il faut citer Hippocrate, Huxham, Stoll, Borsieri, Pierre Frank, Giannini, Gelmetti. Les fièvres qui assaillent les jeunes gens robustes et les sujets vigoureux qui se livrent à la bonne chère, aux boissons stimulantes, aux plaisirs, aux divertissemens, et qui font beaucoup d'exercice, sont de cette espèce (1). Telles

(1) Les fièvres intermittentes hypersténiques, sont bien plus rares qu'on ne pourrait le croire. Les sujets en apparence les plus vigoureux sont attaqués de fièvres intermittentes et remittentes qui semblent accompagnées d'un excès d'excitement, et

sont encore celles qui arrivent dans le printemps, lorsque les stimulus destinés par la nature à réveiller et à ranimer la vie abattue par le froid de l'hiver précèdent, excèdent un peu la mesure des besoins de l'organisme. Alors une plus grande quantité d'oxygène développé par la végétation croissante, une lumière plus vive et plus directe, et dans les jours plus longs une chaleur agréable opérant pendant un plus long-temps, l'électricité, et les idées elles-mêmes plus flatteuses et plus vives qui se succèdent en suivant le progrès de cette nouvelle saison; toutes ces choses conspirent à augmenter beaucoup trop l'excitement. C'est dans cette même saison que les auteurs précités observèrent les fièvres intermittentes sténiques, et que Ramazzini vit régner celles où la saignée et l'eau froide étaient avantageuses, et où les cordiaux nuisaient aux malades.

## § IX.

Il faut rapporter à la classe des sténiques toutes ces fièvres périodiques, qui, d'après le témoignage des écrivains les plus graves, furent guéries par les remèdes débilitans, et celles qui furent mises en fuite à l'aide d'une diète rigoureuse, des saignées, des passions et émotions déprimantes, et des évacuations. De ce nombre sont les fièvres que le

---

qui néanmoins ne peuvent être combattues avec avantage que par un traitement tonique. Si je ne me suis point abusé dans les observations que j'ai faites, la forme intermittente et remittente des maladies non produites par des miasmes contagieux, est un des plus sûrs indices de l'asténie de l'organisme. *Note du Traducteur.*

célèbre Huxham vit s'envenimer par l'usage des remèdes irritans, et celles dont parle Strack, d'après Rivière, qui furent vaincues par les saignées. On trouve de pareilles observations dans les ouvrages de Baglivi, de Cleghorn, de Lefevre, de Rush et de cent autres écrivains.

§ X.

C'est à tort que Brown nie l'existence de cette classe de fièvres. Ses disciples les plus éclairés, parmi lesquels il suffit de citer Frank et Razori, l'ont reconnue. Le premier, après avoir cherché à défendre la doctrine de son maître dans ses notes sur l'ouvrage de Robert-Jones, convaincu ensuite par ses propres observations, a admis les intermittentes sténiques. Dans l'histoire qu'il a donnée de l'épidémie de Gènes, le second convient de la même vérité.

§ X I.

La seconde classe de fièvres périodiques, causées par l'asténie, et engendrées par les différentes puissances débilitantes, est prouvée par un nombre d'observations non moins grand. Des raisons hypothétiques ont fait révoquer en doute leur existence par certains médecins, comme ceux qui ne reconnaissent pour cause des fièvres intermittentes qu'un miasme spécifique, un miasme marécageux, etc.; mais tous les praticiens éclairés les ont admises. Ainsi les fièvres intermittentes asténiques sont celles qui attaquent les sujets débiles, épuisés, affaiblis par les passions, par le froid, par la fatigue, et ceux doués d'une constitution chétive et dont le corps est languissant, etc.

## § XII.

Les fièvres automnales sont le plus souvent de cette espèce. Cette saison est l'opposé de celle du printemps. De même que cette dernière amène une augmentation de stimulus et un plus grand excitement dans l'économie vivante, d'où peut résulter facilement l'hypersténie, de même aussi la diminution du stimulus que l'automne traîne avec elle, jette facilement le corps dans l'inertie et la faiblesse. Dans cette saison les jours s'accourcissent progressivement, la lumière vient de plus en plus obliquement, et elle éclaire pendant moins de temps, l'abondance de l'oxygène diminue, les pluies rendent l'air humide, etc.; circonstances qui sont autant de sources d'asténie. Cet état de décadence est visible dans la végétation, qui devient languissante, dans les animaux, que la torpeur qui commence à s'emparer d'eux dispose à l'inertie et au sommeil; en hiver, dans les vieillards, dont on voit la vie s'éteindre, dans les sujets faibles et infirmes, qui sentent leurs incommodités se renouveler, et souvent dans ceux attaqués d'affections chroniques, qui, dans cette saison, se terminent par la mort. Cependant les fièvres intermittentes asténiques n'exercent pas également leur férocité dans toutes les automnes; elles ne le font que lorsque cette saison est froide, pluvieuse et variable.

## § XIII.

Souvent les fièvres de l'été sont asténiques. Les chaleurs excessives, les sueurs considérables, les boissons aqueuses abondantes, le froid de la nuit, et autres agens semblables, telles sont dans cette saison les causes qui jettent facilement le système dans un état de faiblesse.

## § XIV.

En général on peut déclarer asténiques les fièvres que les débilitans aggravent, et dont les toniques demeurent vainqueurs. De ce nombre étaient celles décrites par Giorgi, qui furent funestes tant que les médecins, séduits par je ne sais quelle théorie, continuèrent de purger les malades, et qu'on parvint à guérir heureusement aussitôt que le célèbre Monro fit abandonner les purgations. A la même classe appartenaient ces fièvres tierces, simples, que Lusitanus, Castelli et Ramazzini virent se changer en doubles le même jour où l'on leur opposa la saignée, ainsi que celles qui se montrèrent pendant l'épidémie dont Ramazzini nous a laissé la description, où les purgatifs, les émétiques, l'eau et sur-tout la phlébotomie furent évidemment nuisibles, tandis que les malades se trouvaient bien de l'usage du vin et des échauffans. La faiblesse était encore la cause des fièvres où Valentin observa que la saignée précipitait les malades qui la demandèrent ou dans une maladie plus longue ou plus grave, ou tout au moins dans une prostration des forces opiniâtre, et de celles dont parle Lanzoni qui vit tous les symptômes s'envenimer par l'effet de la cure débilitante, observation fâcheuse dont sa propre famille lui fournit des exemples. Il s'écrie : « *ego et uxor mea hâc febre laboravimus...... Ego, optima instituta victus ratione, et ad plures dies assumpto vino generoso in quo chinachina infusa fuerat, tandem convalui ; uxor verò mea, quia purgata, et aliis pharmaceu-*

*ticis remediis usa est, sanguine etiam è vena pedis emisso, ad febrem curandum semper in pejus ruebat, et majores patiebatur febriles insultus* ». Les livres de l'art nous présentent beaucoup d'autres exemples semblables.

## § XV.

C'est à la classe des asténiques qu'il faut rapporter les fièvres vaincues par l'écorce du Pérou, que les bons médecins ont, je pense, cessé de regarder comme un spécifique. Ils n'ignorent pas que l'angusture, le café, l'hypocastanus, l'absinthe, l'opium, la gélatine (1), et plus généralement tous les toniques, ont détruit (aussi bien que ce remède) un grand nombre de fièvres intermittentes. Si, dans la plupart des cas, le quinquina a paru réussir mieux, et mériter la préférence, cela semble dépendre d'un certain rapport entre la force tonique du remède et le degré de la maladie. En effet, lorsque l'asténie est plus violente, l'écorce du Pérou ne suffit pas; et si elle est plus légère, elle peut même nuire.

## § XVI.

Je regarde aussi comme asténiques les fièvres intermittentes qui règnent comme endémiquement dans les lieux maritimes, ou bas et marécageux du Mantouan, de la Hollande, de la Zélande et ailleurs. L'on soutient que ces dernières sont suscitées par un miasme spécifique provenant de la corruption des matières animales et végétales mêlées avec les eaux stagnantes. L'on dispute beaucoup sur la nature de

(1) Voyez la note A à la fin de l'ouvrage.

ce miasme et sur sa manière d'agir. Baumes croit qu'il consiste dans la combinaison de gaz hydrogène, de gaz acide carbonnique et de gaz azote, et peut-être avec une certaine quantité de gaz ammoniacal; Zulati pense que c'est un hydrogène carbonné; Mitchill et Saltonstall, un oxide nitreux, et Odier, un septon oxygéné. Si l'on considère avec attention les résultats de la corruption animale si bien décrite par le célèbre Guiton-Morveau, dans son traité des moyens de désinfecter l'air, et qu'on ajoute à cela les produits de la putréfaction végétale et les vapeurs aqueuses, l'on verra clairement qu'on attribuerait mal à propos à un seul gaz une action délétère produite par la réunion d'une foule de gaz non respirables, et plus ou moins contraires à la vie. Certains médecins regardent le miasme marécageux comme stimulant, d'autres comme débilitant indirectement. Dans une théorie très-récente, il est réputé contre stimulant (1). Lorsque je lis dans le savant ouvrage de Lancisi « *de noxiis paludum effluviis* », dans les réponses aux questions proposées par la société de médecine de Paris, et dans d'autres ouvrages sur le même sujet, que les maladies qui règnent communément dans les lieux marécageux, sont l'anorexie, la cachexie, l'hydropisie et les autres formes les plus familières de la faiblesse, je conclus

---

(1) Le docteur Giannini, médecin du grand hôpital de Milan, affirme dans un ouvrage sur les fièvres qu'il vient de mettre au jour, et où l'on trouve de grandes vues, que le miasme des marécages est imaginaire, et que l'effet débilitant de l'air qu'on respire dans les lieux marécageux produit les maladies qu'on attribue au miasme. *Note du Traducteur.*

que les fièvres intermittentes, qui viennent en même temps, sont de la même nature, et je me confirme dans mon sentiment, en lisant dans ces mêmes ouvrages que les toniques sont les véritables remèdes de toutes ces maladies (1).

## § XVII.

Enfin, la troisième classe de fièvres qui s'appellent irritatives, c'est-à-dire, qui dépendent d'un point d'irritation permanent dans quelque partie de l'économie vivante, n'est ni moins certaine, ni moins nombreuse (2), ni moins reconnue des praticiens que les autres. A cette classe appartiennent les fièvres intermittentes causées par quelque substance indigeste qui irrite les premières voies. Dans *le commerce littéraire de Nuremberg*, an 1741, et dans les actes des Curieux de la nature, tom. 5, on trouve des exemples de ces fièvres produites par du melon non digéré. Schultze cite un cas où une indigestion d'anchois avec de la bière suscita la même maladie que Riedlin

---

(1) Cette conclusion de M. Rubini est on ne peut plus juste. Les observations que j'ai faites dans différens pays marécageux ne me laissent aucun doute que l'air qu'on y respire n'exerce sur l'homme une influence débilitante. *Note du Traducteur.*

(2) Il s'en faut de beaucoup que les fièvres provenant d'une irritation locale soyent aussi communes que les fièvres asténiques. C'est ce dont il serait bien à désirer que les médecins séduits par la théorie gastrique fussent persuadés. *Note du Traducteur.*

a vu pareillement déterminée par l'effet d'une très grande quantité de pain et par des prunes non digérées. J'ai vu naître une fièvre tierce de cette dernière cause. Lotichio fait mention de deux fièvres produites, l'une par une indigestion d'huitres, l'autre de limaçons. La chair de brochet, les fraises, le lard, les champignons ont fait naître la même maladie, comme l'attestent Baldinger, Grubè, Schmuck et Joseph Frank. On lit dans les œuvres de Paullini, de Formio, de Panarole, dans les éphémérides des curieux de la nature, et dans le 18.e tome du journal de médecine de Paris, la description de fièvres intermittentes causées par des vers.

## § XVIII.

Il faut rapporter à cette même classe les fièvres intermittentes qui accompagnent quelquefois les plaies grandes ou dégénérées, ainsi que celles qui dépendent de quelque lésion organique, de squirres, de stéatômes, de tubercules et autres désordres semblables dans différens viscères, et dont presque tous les auteurs ont fait mention sous le nom de symptomatiques ou secondaires, ou d'illégitimes et de bâtardes (1).

---

(1) Il n'est pas douteux que bien de fièvres ne soyent produites par un désordre local, et qu'elles ne cessent aussitôt qu'on est parvenu à détruire cette cause. Cependant, il serait, je crois, dangereux de réputer irritatives et non asténiques les fièvres intermittentes et remittentes que j'ai vu nombre de fois arriver pendant la durée des lésions organiques, telles que fractures et plaies plus ou moins graves; car si on les supposait locales, on se dispenserait d'administrer le quinquina. Si ma

## § XIX.

Toutes les fièvres intermittentes peuvent être rangées dans ces trois classes, en leur ajoutant seulement comme supplément les fièvres d'habitude. Quelquefois il arrive que par négligence ou par l'effet d'un traitement mal entendu, la fièvre continue pendant long-temps. Alors il peut arriver que la

---

mémoire est fidelle, bien de blessés que j'ai vu périr dans les hôpitaux par l'effet de ces maladies auraient pu être sauvés par un traitement excitant bien entendu. Je me rappelle en avoir guéri deux en Allemagne. Dernièrement j'ai vu un jeune homme vigoureux et bien constitué, qui s'étant fait involontairement avec un instrument tranchant une blessure de trois pouces de long qui intéressait un peu les muscles à la partie postérieure de l'avant-bras, fut en proie trois jours après à une fièvre continue, avec de légers rehaussemens, qui, par l'usage des stimulans diffusibles, tels que la valériane, l'arnica, la teinture de cannelle et l'opium, se changea au bout de quelques jours en fièvre double tierce. Les mêmes remèdes n'ayant pu la dompter sous cette forme, je lui opposai le quinquina, qui l'arrêta sur le champ. Je ne pus découvrir aucune cause capable d'avoir produit cette maladie, excepté la blessure elle-même, ou la crainte que le malade pouvait avoir d'être estropié, malgré les assurances que je lui avais données du contraire.

Comme il est au moins fort difficile de décider si la fièvre qui vient après les lésions organiques est irritative ou simplement asténique, je crois qu'il est prudent de l'attaquer par le quinquina associé avec la serpentaire, la cannelle et l'opium, pour peu qu'elle soit menaçante. *Note du Traducteur.*

diathèse ou la cause primitive de la fièvre étant dissipée, la force de l'habitude, qui a tant d'influence sur les mouvemens animaux, entretienne le renouvellement des paroxismes. M.r Giannini, dans ses mémoires de médecine, a fait une classe particulière de ces fièvres continuées.

---

# CHAPITRE II.

## *Résultat de la classification des Fièvres périodiques.*

### § XX.

LA discussion que je viens d'établir sur la distinction des fièvres intermittentes, déduite de leur caractère intime, conduit nécessairement aux plus utiles résultats. Le premier consiste à limiter et circonscrire exactement ma réponse dans les termes du problème par lequel on cherche le moyen de prévenir la rechute des fièvres intermittentes arrêtées par le quinquina. Or, comme les fièvres de la seconde classe, c'est-à-dire les asténiques, sont les seules que l'écorce du Pérou, remède excitant, puisse arrêter, il est évident que mes soins doivent se borner à chercher seulement le moyen de prévenir le retour de cette espèce de fièvres.

### § XXI.

L'écorce du Pérou n'arrête point les fièvres qui appartiennent aux deux autres classes établies. C'est là un fait connu de tous les praticiens, et confirmé par l'expérience de tous les jours. Comment se pourrait-il qu'un stimulant aussi puissant et aussi propre à augmenter l'hypersténie, arrêtât les fièvres qui proviennent d'excès d'énergie vitale, et que même il ne les envenimât et ne les rendît plus féroces. C'est pour l'avoir donné dans cette espèce de fièvres dont on ignorait la nature, que plusieurs médecins, frappés des symptômes funestes qu'il faisait naître, bannirent le quinquina de leur pratique. D'autres, mieux avisés, observèrent que dans ces fièvres l'écorce du Pérou était nuisible, si la nature ou l'art n'affaiblissaient le malade, c'est-à-dire, si la diathèse n'était changée avant d'en faire usage. « Ce n'est, dit Grimaud, qu'après avoir détruit la diathèse phlogistique, que l'on peut employer sûrement le quinquina; Monro a toujours vu que ce remède, donné trop tôt, faisait du mal; Pringle a vu aussi que ce n'était qu'après la saignée et la méthode antiphlogistique que ces fièvres cédaient au quinquina. Généralement, ce n'est guère qu'après le sixième ou le septième accès qu'on peut en venir à son usage; et il est toujours utile de le combiner avec quelque antiphlogistique, et spécialement avec le nitre » (Cours des fièvres, tom. 3, p. 247.). Le célébre Quarin dit aussi : « *quandoque vernales intermittentes grassantur, venæ sectione, et antiphlogisticis, ut superiùs monui, curandæ. Si in his cortex adhibeatur antèquam crusta inflammatoria sit resoluta, in continuas mutantur, vel recidivæ malis symptomatibus stipatæ sequuntur, observante Pringle* (method. med. febr., cap. XII.).

Après avoir enseigné qu'on peut donner librement le quinquina, même dans le commencement des fièvres intermittentes, le célèbre Cullen fait cette exception, « not only when there are marks of internal inflammation present: but even where there are marks of a general inflammatory diathesis in the system: this i believe to be always aggravated by the tonic powers of the bark: and in such cases

» accordingly the bark may not only be hurtfull, » but as i know from experience, will be ineffectual, etc. » (*Mat. med.,t.* 2.). Consultez aussi ce que M. Gelmetti (*Mem. sulla constituz. delle malat. osserv. in Mantova nell anno 1795.*), et Giannini (*Saggio sulla diagnosi,n°. 2, delle sue memor.*), fondés sur les faits les plus scrupuleusement observés, ont écrit à ce sujet.

§ XXII.

Si le célèbre Vacca-Berlinghieri a enseigné le contraire dans son essai sur les maladies les plus fréquentes du corps humain, et s'il assure avoir donné le quinquina avec succès dans beaucoup de cas d'inflammation, c'est parce que dans le temps où il a écrit la distinction entre l'inflammation sténique et l'inflammation asténique n'était pas encore bien connue; car ce médecin ne peut avoir donné ce remède avec avantage que dans des cas d'asténie revêtue de la forme ou de l'apparence inflammatoire, autrement il y aurait contradiction dans la nature de l'état phlogistique. C'est ainsi qu'on doit expliquer les observations de Rahn et d'autres sur la propriété antiphlogistique, dont ils supposent l'écorce du Pérou douée.

§ XXIII.

Quelquefois il arrive que dans des fièvres réellement hypersténiques, le quinquina arrête le cours des paroxismes; mais ce n'est là qu'une illusion symptomatique, propre seulement à jeter dans l'erreur les médecins inhabiles. M. Giannini, qui a vu quelques exemples de ce fait, observe fort bien que dans ces circonstances, loin d'arrêter ou de dissiper la maladie, le quinquina ne change que sa forme, et qu'il augmente réellement sa violence. De pareils cas ne peuvent être regardés comme faisant partie d'un problème par lequel on cherche le moyen de prévenir les rechutes, puisque dans cette circonstance la rechute serait un bien, en ce qu'elle annoncerait une diminution dans le degré de violence de la maladie. D'ailleurs on ne saurait indiquer de méthode préservative des rechutes, là où la première indication de vaincre une maladie dont la forme est seulement changée subsiste dans toute sa force.

## § XXIV.

L'expérience prouve également l'inutilité et même les effets nuisibles de l'écorce du Pérou dans les fièvres intermittentes de la troisième classe, appelée irritative. Ecoutons ce qu'a dit à ce sujet Borsieri. » *Si febris intermittens secundaria aut symptomatica esse cognoscatur. ..., omisso tunc cortice, ut pote inefficaci, et febri licet intermissionibus distinctæ tollendæ impari, transeundum ad ea remedia quæ primario morbo accommodata sunt, etc.* ( tom. I, § CIX. ) ». Le célèbre Pierre Frank, parlant de ces mêmes fièvres, s'exprime ainsi : « *latentis hic obstaculi investigatio urget, quod sæpè in visceris cujusdam, imprimis hepatis, lienis, obstructione, scirrho carcinomate. ...., aliisque interdùm latet quæ curam sibi propriam expos-cunt, interdùm nullam admittunt, et a cortice Peruviano præpostere porrecto exasperantur* » ( *de morbis hominum*, tom. 1, p. 67 ). « Dans » tous ces cas, dit M. Vacca, le quinquina est » inefficace, et il incommode et fatigue le malade; » ce qui se manifeste par le dégoût (*codice*, tom. 1, art. 6 ) ». Si, comme Strack (*observ. med. de febrib. ægrot.*, 14.), et autres en ont été quelquefois les témoins, il arrive que l'usage de l'écorce du Pérou suspende plusieurs accès fébriles, ce n'est qu'une erreur symptomatique de courte durée ; la maladie n'est ni terminée, ni vaincue ; sa forme est changée seulement, souvent sans qu'il en résulte aucun soulagement, quelquefois même l'état du malade empire, comme l'illustre Vanswieten entr'autres l'a observé dans des cas de fièvre hectique intermittente. « *Quæ si, cortice Peruviano dato, tol-* » *latur, pessimè semper se habent tales ægri, et sum-* » *mam patiuntur anxietatem, adeòque, si vel minima* » *suspicio collecti alicui puris adsit, a corticis usu* » *abstinendum omninò est* » (Comment. Boerhaav., § 676.).

## § XXV.

Enfin le quinquina ne parvient point à arrêter les fièvres intermittentes dont nous avons parlé sous le nom de fièvres d'habitude, ou, s'il les arrête, ce n'est que par un cas fortuit. Pour réussir dans cette entreprise, il faut un remède actif qui agite, secoue et heurte rapidement l'organisme. Dans le traitement qu'il faut employer, dit Giannini, en parlant de ces fièvres, ce n'est pas aux indications ordinaires qu'il faut avoir égard ; mais il est nécessaire de mettre en usage un remède, un moyen, un expédient quelconque, qui, par son action mécanique et matérielle, remue, agite fortement le corps, et change sa manière d'être. Ce n'est pas la cause première que ce moyen doit mettre en fuite ; elle n'existe plus : et le médecin, en employant un pareil remède, se propose unique-

ment

ment d'opposer aux mouvemens morbifiques de l'habitude d'autres mouvemens qui les détruisent (1).

## § XXVI.

Ce premier résultat nous conduit directement

(1) Dans le département de l'Ariége, où je suis né, j'ai plusieurs fois entendu parler dans mon enfance de cures de fièvres intermittentes opérées par l'émotion qu'on éprouve en montant sur un ours ou sur un chameau ; et je me souviens que des fébricitans se mettaient à cheval sur ces animaux, afin de dissiper leur maladie.

J'ai lu, je crois dans le journal de médecine de Vandermonde, l'histoire suivante, qui est vraiment intéressante. Un amiral était attaqué depuis long-temps d'une fièvre intermittente qui avait résisté à différens remèdes. Le médecin qui le traitait imagina qu'en mettant en jeu les passions vives de l'ame peu de temps avant l'accès, on parviendrait peut-être à dompter la fièvre. Dans ce temps vénait de paraître une relation d'un combat naval, que le médecin lut, et dont il se proposa de tirer parti pour parvenir à son but. Ayant été voir l'amiral peu de temps avant l'époque où l'accès devait se manifester, il fit tomber la conversation sur cette bataille, dont le malade avait connaissance. Ce dernier dit son sentiment, que le médecin adroit feignit de ne pas goûter. Bientôt l'un et l'autre disputèrent vivement ; l'amiral s'échauffa, et, poussé à bout, il témoigna au médecin combien il était ridicule qu'il s'avisât de parler d'une science qu'il ignorait, et le pria de sortir de chez lui. Le médecin jeta les yeux sur sa montre, et voyant que l'heure de l'accès était passée, il annonça à l'amiral que la fièvre était dissipée, et lui expliqua pourquoi il l'avait fait mettre en vivacité. Les accès ne reparurent plus.

Dans quelques cas que j'ai vus, les émotions m'ont paru

à cet autre ; si, comme nous venons de le voir, les fièvres arrêtées à l'aide du quinquina, les seules dont nous devions nous occuper de prévenir

---

n'agir qu'en empêchant le malade de songer à l'accès dont il s'attend à être bientôt attaqué. Je crois avoir observé l'utilité de fixer l'attention des fébricitans sur des objets capables de les captiver et de les distraire des idées chagrinantes qu'ils ont. Un enfant de dix ans, attaqué de fièvres quartes, n'eut point l'accès le jour des noces de sa sœur. Cependant il ne fut point guéri ; quatre jours après le paroxisme revint. Je ne crois pas inutile de rapporter un autre fait, qui me paraît venir à l'appui de ce que j'ai dit plus haut, quoiqu'il ne soit pas tout-à-fait concluant.

M. O ...., ancien officier émigré, âgé de quarante ans, que les malheurs de la révolution avaient réduit à l'indigence, fut attaqué d'une fièvre quotidienne des plus graves. Il venait d'avoir un accès lorsque je fus appelé. Le malade avait l'ame accablée. Le souvenir de ses malheurs passés et l'état fâcheux où il se trouvait le préoccupaient sans cesse. Je lui témoignai le vif intérêt que je prenais à lui, et m'efforçai de le consoler et de lui inspirer du courage. Je lui ordonnai une potion corroborante dans laquelle entrait le laudanum ; mais le malade, livré à toutes ses pensées affligeantes, en prit peu, et le lendemais il eut un accès si violent, que je le crus sur le point de périr. La face pâle, les yeux fixes, les extrémités froides, les membres et la tête délaissés et pendans, des sueurs froides, la parole presque perdue ; tels étaient les symptômes qu'il présentait lorsque je le vis. J'employai les stimulans à l'intérieur et à l'extérieur, et l'accès étant passé, j'ordonnai du quinquina uni avec d'a[illegible]es excitans, qu'on lui fit prendre. Persuadé que les idées désespérantes dont il se nourrissait rendaient son état si grave, et pourraient causer sa mort, malgré qu'il prît les remèdes préci-

la rechute sont nécessairement asténiques ; et si, comme nous le prouverons bientôt, la rechute conserve toujours la nature ou le caractère intime de la première maladie, il s'ensuit évidemment que le génie asténique est inséparable de la rechute qui arrive à la suite de ces fièvres ; conséquence lumineuse qui indique en quelque sorte elle-même la méthode propre à prévenir ces fâcheux retours d'une maladie qui semblait vaincue.

## § XXVII.

La nature asténique des retours d'une maladie de faiblesse quelconque s'appelle rechute ; si, après la première maladie, une personne était attaquée d'une seconde affection étrangère à la débilité,

---

tés, je crus devoir tirer parti du plaisir qu'il éprouvait à raconter ses aventures. Il savait que j'avais beaucoup voyagé, et dans différens pays où il avait été, et que j'avais été employé pendant long-temps en qualité de chirurgien dans les armées ; en conséquence, je fus le voir environ deux heures avant l'accès. Comme il m'avait déjà entretenu de plusieurs choses mémorables de sa vie, je le priai de me faire part des aventures singulières qui lui étaient arrivées, l'assurant que je l'écouterais avec le plus vif intérêt. Il céda très-volontiers à ma sollicitation, et bientôt il ne fut plus question que de combats, d'histoires galantes et autres, que j'écoutai en lui montrant un intérêt toujours soutenu, et n'interrompant son récit que pour le lui témoigner davantage, et pour lui demander différens détails au sujet des aventures qui animaient plus agréablement son esprit. La fièvre ne reparut plus ; et quelques jours après ce monsieur reprit son régime de vie ordinaire. *Note du Traducteur.*

on ne saurait donner à celle-ci le nom de rechute; mais on devrait l'appeler une maladie nouvelle.

## § XXVIII.

L'auteur des célèbres aphorismes attribués à Hippocrate, dit, en parlant des rechutes : « *quæ in morbis post crisin relinquuntur, recidivas facere solent* (Aphor. 12, sect. 2.). Ce principe a été admis ensuite par tous les médecins, qui cependant l'ont adapté à leurs différentes théories sur la matière morbifique, ou aux diverses causes de maladie. Ceux qui soutenaient que les fièvres intermittentes dépendent d'un miasme *sui generis*, ont prétendu que la rechute est causée par une partie du miasme non éliminée du corps. D'autres, supposant qu'un foyer gastrique fait naître ces maladies, ont pensé que la rechute provenait d'un reste d'impuretés saburrales; enfin, les médecins qui regardent une certaine altération nerveuse comme la cause de ces mêmes fièvres, disent que la rechute n'arrive que parce que l'on n'a pas bien saisi dans le traitement cette condition particulière des nerfs, et ainsi de suite.

## § XXIX.

Si, mettant de côté les théories abstraites et les hypothèses imaginées sur les causes inconnues des fièvres, nous cherchons à découvrir par l'examen scrupuleux des faits quel est l'état du corps après que la fièvre est arrêtée, nous aurons lieu d'être persuadés que la faiblesse existe encore, et que c'est d'elle seule que la rechute tire sa source.

## § XXX.

De même que presque toutes les maladies sont précédées d'un état appelé prédisposition par le plus grand nombre des écrivains, et dont l'illustre Zeviani avait fait mention avant que le célèbre Brown l'eût fait connaître sous celui d'opportunité, de même aussi chaque maladie est suivie d'un état appelé convalescence, qui lui est proportionné, et par sa durée, et par son degré d'intensité. Joseph Frank et Malfatti, entr'autres, ont observé que cet état n'est qu'une maladie plus légère et graduellement décroissante, et que c'est, en sens inverse, une condition analogue à l'opportunité. Voilà pourquoi Malfatti l'appelle, non sans raison, prédisposition à la santé. La convalescence a, comme la prédisposition, la même nature que la maladie, dont elle ne diffère que par le degré de force et de violence; par conséquent, la convalescence des asténies consiste dans un état de faiblesse moins grave; d'où il résulte que la condition du système, après une fièvre intermittente, est la débilité, et que c'est elle qui est la base et la source de la rechute.

## § XXXI.

Beaucoup d'autres preuves de la plus grande solidité viennent à l'appui de la vérité que je viens d'établir. Si l'on considère attentivement les circonstances particulières où sont les personnes en rechute, il ne reste aucun doute que la faiblesse n'existe encore après que les accès fébriles ont disparu. En effet, l'observation faite avec le plus grand soin prouve que c'est précisément dans les circonstances de la vie où la faiblesse est plus commune, et comme naturelle, que les rechutes arrivent plus souvent; en sorte que ces mêmes circonstances, qui, d'un côté, sont regardées comme des indices certains de l'existence de la faiblesse, de l'autre, annoncent presque avec certitude une rechute prochaine. Les commissaires chargés par la société de médecine de Paris de découvrir la nature d'une fièvre intermittente qui régnait dans la commune de Saint-Denis en 1801, remarquèrent que les enfans et les vieillards étaient les plus sujets aux rechutes. De toutes les saisons de l'année, l'automne est celle où l'organisme est le plus souvent en proie à la débilité; c'est aussi la plus féconde en rechutes. Selon l'observation de Wright, ces dernières se montrent familièrement dans les climats chauds, où la faiblesse est comme naturelle aux habitans; et tous les praticiens s'accordent à dire que la même chose arrive dans les pays humides et marécageux, où l'asténie fait, si je puis m'exprimer ainsi, sa demeure et son séjour. Voilà pourquoi plus les accès d'une fièvre ont été nombreux, et, par conséquent, plus le malade s'est affaibli, plus aussi la fièvre reparaît facilement après avoir été arrêtée; événement fâcheux qu'on voit tous les jours arriver aux malades traités par des médecins qui attendent pour arrêter la fièvre que l'organisme ait été attaqué d'un plus ou moins grand nombre d'accès. Il est aisé de comprendre que la rechute est à craindre toutes les fois que la faiblesse n'est pas dissipée. Beaucoup d'autres phénomènes notés par les praticiens sont comme les avant-coureurs du retour des paroxismes fébriles. « Il faut » être prévenu (dit Sanctorini dans son instruction sur les fièvres, part. 2.) que quelquefois, même

» sans qu'il y ait de la faute du médecin, les fièvres » reviennent. On doit craindre cet accident, lorsque le pouls n'est pas entièrement changé, » ou qu'il ne s'est calmé que difficilement; que le » corps est encore en proie à quelqu'un des acci» dens de la fièvre, ou que l'état du malade n'est » pas tout-à-fait naturel; que, par exemple, la » bouche est amère, la salive douce, la langue, » sèche, l'appétit nul, l'estomac gonflé, le ventre » constipé, l'urine chargée et peu copieuse, le » sommeil léger, et que les forces sont languis» santes; enfin, lorsque le malade souffre encore » de quelque douleur, que son teint ne devient » point vermeil, que la peau est chaude et sèche, » ou qu'il transpire plus qu'à son ordinaire, et qu'il » ne prend point de l'embonpoint ».

A ces signes on reconnaît que la rechute prend sa source dans la débilité; car, d'un côté, ils annoncent que la maladie n'est pas dissipée, et que la faiblesse existe encore; et, de l'autre, ce sont de véritables indices d'une rechute prochaine.

## § XXXII.

Une autre preuve de ce que nous venons de dire, c'est que la rechute dans les fièvres intermittentes est provoquée par les causes débilitantes les plus légères, observation qui a été faite par les plus habiles praticiens. L'usage des fruits, des herbages, et plus généralement des végétaux, a suffi très-souvent pour rappeler les accès. De là est venu le précepte de s'abstenir de ces sortes de nourritures, sur-tout lorsqu'on a arrêté la fièvre à l'aide du quinquina. « Les convalescens (qui viennent d'échap» per à cette maladie) doivent, dit Pringle,

» manger peu , sur-tout d'herbages, et éviter le » fruit, la petite bière faite depuis peu, ainsi que » tout ce qui est venteux ou propre à relâcher ». L'érudit Borsieri dit dans le même sens : » *tunc ægros ab iis omnibus prohibeo* ( après l'usage du quinquina ) *quæ alvum laxare possunt, ut fructibus nempè, oleribus, bellariis similibusque* » ( Tom. 1, pag. 130. ). Vanswieten observe qu'un léger degré de froid sollicite le retour des accès, phénomène très-connu : « *inter illas verò causas quæ sopitum illum caracterem ( intermittentium ), nondùm tamen omninò deletum excitare solent, præ reliquis frigus valere videtur* » ( Comment. § 757 et 766 ). La même chose arrive par l'effet de l'humidité, d'un trouble même peu considérable, d'un travail affaiblissant et d'autres causes semblables. Il suffit qu'un sujet, qui vient d'échapper aux fièvres tierces, sorte de chez lui par un temps de pluie, pour qu'il soit de nouveau attaqué de la maladie dont il se croyait guéri ; voilà pourquoi les rechutes arrivent facilement dans les hôpitaux, où l'air est impur, où la nourriture est peu copieuse, et où l'on s'ennuie extrêmement. « C'est au défaut de chaleur, de vê» temens, d'une nourriture appropriée à l'état de » faiblesse, qu'on doit rapporter les principales causes » de ces rechutes, auxquelles les vieillards et les » enfans ont été les plus exposés » ( Voyez le rapport des commissaires de la société de médecine de Paris dans le recueil périodique, tome 13 ). Un lavement, un purgatif, une saignée ont souvent rappelé les accès fébriles. L'illustre Sydenham observe que « *levissima catharsi, imò enemata ex lacte et sacharo febris recidivam imminere, eamdemque, si non satis cessavit, purgante redire contumacio-*

*rem , aut pertinaciorem reddi , atque altas magis figere radices* ( sect. 1, cap. 5. ). Ecoutons encore Willis ( *de febrib., cap. 4.* ) : « *novi ego alios a febre ( intermittente ) aliquamdiù curatos , cùm purgationem pro exterminandis materiæ febrilis reliquiis fortiorem inirent, illicò recidivam passos* ». Dans une constitution épidémique de fièvres intermittentes qui régna en Hongrie pendant l'année 1712, Genselius observa que tous les malades qui se purgèrent ou se firent tirer du sang après l'éloignement de la fièvre, furent de nouveau attaqués de la même maladie. Strack rapporte ( *ægrot. XVI, loc. cit.* ) l'histoire remarquable d'une jeune fille, qui, après avoir été guérie d'une fièvre intermittente par le moyen de l'écorce péruvienne, retomba plusieurs fois dans la même maladie à la suite de chaque flux périodique. Un médecin inhabile lui ayant fait ouvrir la veine dans un autre temps que celui du tribut utérin, la fièvre reparut le jour même de la saignée. Pierre Frank a noté l'influence des purgatifs, des saignées, des passions de l'ame, du flux mensuel (1) et d'autres causes semblables sur la production des rechutes. Or, si l'on n'admet une condition permanente de faiblesse, à raison de laquelle les agens débilitans, opérant sur un corps déjà frappé d'inertie et de relâchement, le reconduisent à l'état primitif d'asténie favorable au développement de la fièvre, il est impossible d'expliquer comment des causes débilitantes, quelquefois légères et incapables de nuire à une personne en santé, rappellent avec tant de facilité des fièvres aupara-

(1) J'ai vu un cas où le flux périodique fit reparaître la fièvre. *Note du Traducteur.*

vant arrêtées. Il est aisé de comprendre que de pareils sujets n'ont qu'un pas à faire pour retomber dans ce degré de faiblesse qui favorise le développement de la forme fébrile.

## § XXXIII.

Enfin, ce qui achève de prouver que la rechute est suscitée par l'asténie encore existante, c'est que les praticiens les plus éclairés, et qui ont le plus de pénétration, ont appris de l'expérience elle-même que les seuls toniques dietetiques et pharmaceutiques sont des moyens suffisans pour les prévenir.

Le célèbre Vogel observe que « *finitâ febre, necesse est ut in roborantium usu per aliquot hebdomadas pergatur ad recursum ejus impediendum* » ( De cognosc. et curand. præcip. corp. humani affectibus, pars 1. ). Sydenham, Boerhaave, Vanswieten, Ramazzini et autres, recommandent le régime nourrissant et tonique, le vin généreux, l'air pur et l'exercice aux personnes dont on a dissipé la fièvre par le moyen du quinquina. Oconnel donne le même conseil : « *equitatio morborum acutorum et chronicorum quorumdam* ( observ., p. 208. ) *in aere campestri rusticano diurna continuata, extremorum linteis siccis fricatio repetita, et vinum rubrum gallicum annosum modicâ quantitate post omnem pastum haustum, ad morbum debellandum, et recidivam præcavendum, haud parum conferunt* ». Sindenham a vu que dans les fièvres intermittentes il était nuisible de rester trop long-temps au lit. Ramazzini, dans la première dissertation sur la constitution épidémique de Modène, observe que l'exercice auquel se livraient les campagnards guéris par l'écorce du Pérou leur était salutaire ; il cite encore l'autorité d'Etmuller qui dit aussi que ceux adonnés au travail et aux exercices du corps ne sont pas si facilement attaqués de rechute après avoir fait usage du quinquina, que les sujets oisifs et paresseux.

## § XXXIV.

Parmi les remèdes corroborans, l'écorce du Pérou a été adoptée de préférence par la plupart des médecins, non-seulement pour arrêter les accès fébriles, mais encore pour en prévenir les retours. Les médecins de Berlin ont recommandé l'arnica; Allen, Oconnel, Quarin, Borsieri, le fer; Flamiltan, le sel d'absinthe. Enfin, dans ces mêmes circonstances on a eu recours aux décoctions amères, aux vins médicinaux toniques, aux élixirs et à d'autres pareils remèdes.

## § XXXV.

Si dans quelques cas de rechute ou de menaces de cet état les émétiques et les purgatifs ont été utiles, c'est parce que les malades s'étaient livrés sans mesure aux plaisirs de la table, et qu'il s'était formé dans l'estomac un amas de matières indigestes. Nul doute que dans de pareilles circonstances l'élimination des matières gastriques ne puisse prévenir une rechute imminente, et la dissiper lorsqu'elle a lieu. Je ne répéterai pas ici ce que j'ai dit précédemment au sujet des effets pernicieux des agens débilitans, et particulièrement des purgatifs, dans les fièvres intermittentes (1). A mon avis rien ne prouve

(1) Voyez la note B, à la fin de l'ouvrage.

mieux l'inconvenance de ces derniers dans les restes des asténies sous forme intermittente, que l'incertitude et la fluctuation où une théorie trompeuse, opposée à l'expérience, jette Sydenham, et les divers changemens que son génie observateur le conduit à faire dans sa méthode curative, et qui étaient en opposition avec ses premières opinions. Entraîné par les principes et par la pratique malheureusement en vigueur dans son temps, et par ses idées hypothétiques au sujet d'une matière morbifique qu'il fallait chasser, il établit en principe général qu'on doit administrer les purgatifs après les fièvres intermittentes. « *Sublato morbo, æger sedulo purgandus est; incredibile enim dictu quanta morborum vis ex purgationis defectu post febres autumnales subnascantur* » (Sect. 1, cap. 5.); mais bientôt, averti par son œil observateur du danger de cette méthode, il la modifia tellement, qu'il la réduisit presque à rien. En effet, il défend d'administrer aucun purgatif, non-seulement avant que les accès soyent tout-à-fait dissipés; mais encore tant qu'il reste quelque trace de cette indisposition qu'on éprouve après la cessation des accès; et, de plus, il veut qu'on attende encore un mois avant d'évacuer les premières voies; ce temps écoulé, il permet que l'on prenne un minoratif chaque huit jours pendant quelques semaines, avertissant néanmoins de faire usage d'un parégorique le soir du jour où l'on s'est purgé. « *Ut nempè paroxismo se de novo ingerendi ansam præscindamus, quam aliter forte arriperet ex occasione tumultus, atque orgasmi, quos vel mitissima excitant cathartica.* Ensuite, éclairé ultérieurement par l'expérience, il prévient, dans sa première *epistola responsoria*, que le précepte de purger à la suite des fièvres intermittentes arrêtées par le quinquina, est absolument pernicieux». *Hic autem animadvertendum, quod eum de febribus intermittentibus olim agens ægrum, sublato morbo, sedulo purgatum iri admonuerim, hoc intelligi velim de iis solum febribus, quæ, vel sponte suâ, vel alio, sive medicamento, sive methodo, præter corticem, peruvianum erant debellatæ* ».

## § XXXVI.

De ce qui précède il résulte clairement que les rechutes qui arrivent à la suite des fièvres intermittentes chassées par l'écorce péruvienne, découlent de l'asténie du corps comme d'une source, et que le traitement corroborant, adopté par les praticiens les plus distingués, est le seul propre à les prévenir.

# CHAPITRE III.

## *Méthode que je propose, et preuves de son utilité.*

### § XXXVII.

Si le traitement corroborant est le seul vraiment propre à prévenir la rechute dans ces fièvres, et si les meilleurs praticiens, appuyés d'une expérience constante en ont reconnu l'utilité, comment, dira-t-on, se fait-il qu'il soit trop souvent inefficace, et que par-tout on entende parler de la fréquence des rechutes? A cela je réponds, que bien que cette méthode soit la seule bonne, telle qu'on la connaissait elle était néanmoins imparfaite, et qu'on l'employait d'une manière défectueuse; qu'elle était connue dans ses parties, mais non dans son ensemble; que, recommandée d'après des observations particulières, elle n'était point fondée sur des raisonnemens solides; qu'elle était purement empirique et dépourvue des conditions essentielles dont le succès dépend entièrement. Sans ordre, sans constance, sans union, sans une variété bien entendue, il ne peut y avoir ni action énergique, ni mouvement efficace. « *Quæ in natura eximiè possunt ac pollent, sunt ordo, prosecutio, series, vicissitudo artificiosa.* » Bacon. Il est arrivé par rapport au traitement préservatif des rechutes, comme dans un grand nombre de procédés physiques et chimiques, qui, entre les mains d'artistes purement praticiens, sont restés incertains et trompeurs jusqu'à ce que la science, assise sur des fondemens solides et lumineux, ait dirigé les ouvriers. Ainsi la méthode préservative des rechutes ne pouvait être sûre et efficace avant qu'une bonne théorie coordonnant les observations, et mettant les faits à leur véritable place, eût fixé les règles de son application aux cas particuliers et aux circonstances que la pratique peut offrir.

## § XXXVIII.

Il suffit d'examiner avec attention le traitement tonique, communément employé par un grand nombre de médecins dans les fièvres périodiques, pour en sentir l'insuffisance ou la nullité.

## § XXXIX.

Le premier vice de ce traitement consiste en ce que quoique les auteurs classiques et le bon sens lui-même enseignent que dans ce cas, comme dans toutes les maladies, la dose du remède doit être proportionnée au degré de violence du mal, cependant il y a des praticiens qui donnent toujours la même dose de quinquina, que l'état morbifique soit léger ou grave; car, comme l'indication qu'ils se proposent de remplir n'est pas de détruire la faiblesse, mais seulement d'administrer un spécifique, ils en ont fixé la quantité, les uns à une once, d'autres à six gros, et ainsi de suite. La dose qui suffit à suspendre un accès, est, pour ainsi dire, la mesure invariable. On voit facilement les inconvéniens d'un pareil procédé. Dans une asténie légère, la quantité fixée peut excéder les besoins de l'organisme, et alors, ou l'on changera la diathèse, ou l'on surchargera l'estomac d'une substance qui le fatigue, et qu'il ne peut digérer; si, au contraire, on ne donne pas assez de quinquina, lors même que la fièvre est arrêtée, il reste un état de débilité qui donne naissance à la rechute.

§ X L.

Secondement, la quantité d'écorce péruvienne que la très-majeure partie des médecins prescrivent ordinairement pour détruire une fièvre intermittente quelconque est trop petite. Autrefois, dans le premier temps de la découverte de ce remède, la dose était de deux gros. Contens du premier et plus sensible effet du quinquina, qui est la suspension des paroxismes fébriles, les médecins n'allaient pas plus avant; et pour réitérer l'administration de la même quantité, ils attendaient le retour de la fièvre, qui avait lieu quinze ou vingt jours après. Peu à peu on en a augmenté la dose. De nos jours on en donne une once communément. Mais si l'on considère que notre quinquina est, pour plusieurs raisons exposées par les hommes de l'art qui se sont occupés de cet objet, de beaucoup inférieur à celui d'alors, on verra clairement que la quantité d'une once équivaut seulement à deux gros de celui-là, et, par conséquent, qu'elle est capable d'arrêter la fièvre, et rien de plus.

On lit avec étonnement dans l'ouvrage récent de M. Alibert sur les fièvres pernicieuses, que ce médecin propose d'administrer deux gros d'écorce du Pérou pour arrêter les fièvres intermittentes, et six gros, ou tout au plus une once, dans les fièvres pernicieuses et compliquées de symptômes alarmans.

Dans

Dans tous les temps il y a eu des véritables observateurs qui se sont aperçus des inconvéniens qui sont la suite de l'usage du quinquina à trop petite dose. Gorter, Torti, Serao, Geoffroy et Baumes sont de ce nombre; cependant la pratique n'a point changé, et la plupart des médecins ont continué de rester dans l'erreur. L'idée fausse où l'on est que l'écorce du Pérou donnée à haute dose, ou pendant long-temps, cause des obstructions, des rhumatismes et autres maladies semblables, n'a pas peu contribué à fortifier et perpétuer la mauvaise coutume d'employer ce remède en petite quantité.

## § XLI.

Troisièmement, on peut diviser en deux sortes les méthodes communément usitées dans l'emploi du quinquina pour prévenir les rechutes. La première, qui est celle de Sydenham, Werlhoff, Quarin, etc., consiste à donner de petites doses de ce remède, de temps en temps, à certaines époques déterminées, après avoir arrêté la fièvre à l'aide d'une quantité ordinaire. Dans la seconde, adoptée par Strack, Buchan et autres, les accès ayant été dissipés, on fait prendre tous les jours, pendant plus ou moins long-temps, une petite dose d'écorce. Ces deux méthodes sont également défectueuses. Avant tout, on remarque un défaut commun à l'une et à l'autre, qui consiste en ce que l'on descend tout d'un coup d'une forte dose de quinquina à une petite. Le jour où l'on veut prévenir le retour de l'accès, on en donne une once, le lendemain un ou deux gros; par où l'on voit que le corps est stimulé un jour comme *8*, et l'autre comme *1* ou *2*. Cette inégalité dans le degré d'excitation, ces changemens brusques, contraires aux besoins réguliers de la nature, affaiblissent le système au lieu de le corroborer, et provoquent les rechutes au lieu de les éloigner.

Joseph Frank était étonné que les rechutes fussent si fréquentes parmi les malades attaqués de fièvres intermittentes et nerveuses qu'il traitait en suivant la méthode corroborante la plus décidée à l'hôpital de Pavie. Dans le principe il lui vint en idée que cela n'arrivait que parce que les convalescens étaient trop tôt congédiés. En conséquence, il les retint plus long-temps à l'hôpital, les nourrit mieux, et continua l'usage des excitans plus qu'il ne l'avait fait jusqu'alors; mais les rechutes furent plus nombreuses encore. Ayant réfléchi avec plus d'attention sur un pareil phénomène, il découvrit que les rechutes prenaient leur source dans le passage rapide que faisaient ces pauvres malades, la plupart campagnards, du régime cordial et fortifiant de l'hôpital à la misère et à la mauvaise nourriture qui les attendait chez eux. Or, un contraste de cette espèce, dit-il lui-même (*Vid. Relaz. d'una febbre nerv.*, etc.), « un passage aussi brusque de l'abondance à la plus » grande misère pouvait-il ne pas être suivi d'un » nouvel épuisement et d'une nouvelle disposition » aux fièvres intermittentes, nerveuses et continues? » Aussitôt que j'eus modifié ma méthode, je vis avec » le plus grand plaisir que les rechutes n'étaient » point causées par le traitement brownien; mais » par les procédés curatifs que je mettais impru- » demment en usage. En conséquence, j'ordonnai » à mes convalescens une nourriture plus appropriée » à leur manière de vivre ordinaire, et depuis lors » le nombre des rechutes diminua beaucoup, etc. ».

## § XLII.

Outre ce défaut, commun aux deux méthodes, la première fait traîner ordinairement la cure en longueur; car, comme ceux qui l'emploient ne se proposent point d'emporter la cause de la fièvre et de détruire cette maladie dans ses fondemens, et qu'ils visent seulement à en prévenir les accès détachés, il arrive que si, à la faveur d'heureuses circonstances, le malade n'est point excité convenablement d'autre part, la débilité augmente insensiblement jusqu'à ce degré où elle était en premier lieu, et où, sans une nouvelle application de l'écorce, la fièvre reparaîtrait encore. Ce remède diminue un peu de nouveau la faiblesse; mais ne l'empêche pas de prendre de l'accroissement pendant les intervalles où le malade cesse d'en faire usage. De là résulte la prolongation de la maladie et les fameuses fièvres de quatre, six, quatorze, vingt, trente ans, et autres d'une plus longue durée, observées par Spigelius, Voiero, Ludolf et par beaucoup d'autres. L'autre méthode fatigue avant tout les malades. Parmi ceux-ci, il en est peu qui, pour se préserver de la rechute, ayent, comme ceux traités par Strack, la constance de prendre du quinquina pendant six ou huit mois, et jusqu'à un an. D'ailleurs le corps s'accoutumant à l'action de ce remède, au bout de quelque temps il n'est plus efficace. Aussi voit-on la fièvre reparaître, quoique les malades avalent tous les jours de l'écorce du Pérou. Plusieurs médecins, entre autres Dupau, observent que si l'usage de ce médicament exotique est tonique pour un temps, il devient fatiguant et nuisible s'il est trop prolongé.

## § XLIII.

Quatrièmement, un grand nombre de médecins ont coutume d'ordonner en même temps que l'écorce péruvienne des remèdes doués de propriétés qui lui étant opposées, affaiblissent ou rendent nulle son action corroborante. Des médecins, d'ailleurs illustres, ont donné l'exemple d'une contradiction si honteuse et si nuisible. Dans l'intention hypothétique de fondre la bile trop épaisse, d'ouvrir les canaux obstrués, de purifier le corps, de modérer la chaleur fébrile, etc., on associe les sels purgatifs, les minoratifs, les incisifs, les atténuans avec le quinquina. Bien plus, on conseille le régime débilitant. « On » ne peut rien imaginer de plus insignifiant et de » plus absurde, dit Marcus (1) (dans son examen du » système de Brown au lit du malade, par le moyen » de l'expérience), que de prescrire le quinquina » avec la limonade, le lait d'amandes, la dissolu- » tion aqueuse de crème de tartre pour boisson ordi- » naire, les bouillons légers, les fruits cuits, comme » le font presque tous les médecins dans le trai- » tement des fièvres intermittentes ». Quoiqu'un pareil régime dispose éminemment à la rechute ; que Galien lui-même ait autorisé l'usage de la moutarde, du poivre, des assaisonnemeus dans le traitement des fièvres quartes, et que Celse ait recommandé les nourritures âcres, la moutarde avec le vin grec aromatisé ; enfin, quoique Dallarme, Swieten et autres

(1) C'est par erreur typographique que le nom de Muray se trouve, dans l'original italien, à la place de celui de Marcus. *Note du Traducteur.*

médecins habiles se soient élevés avec chaleur contre une conduite aussi peu raisonnable, de nos jours encore on ordonne la diète et le régime peu succulent, l'on défend le vin aux fébricitans jusqu'à ce qu'ayant atteint la convalescence, on leur permet d'en boire graduellement une petite quantité (1).

## § XLIV.

Cinquièmement, un grand nombre de médecins regardent le quinquina comme le spécifique, l'unique et le plus grand remède qu'on puisse opposer à ces fièvres. Néanmoins, indépendamment de beaucoup d'idiosyncrasies qui en repoussent l'usage, et où les toniques plus légers sont plus convenables, il est des cas où la débilité est si considérable, que l'écorce péruvienne ne suffit pas pour vaincre la fièvre, et où il est nécessaire d'employer des excitans plus puissans et plus diffusibles. Le célèbre Sydenham observa que chez les vieillards et les sujets faibles, le quinquina ne produisait point l'effet qu'on en attendait, à moins que son action ne fut soutenue par celle des substances cordiales. *Certè enim in effœtis corporibus, nisi fermentatio cordiacorum ope et corroborantis dietæ et vini absynthii, ac id genus similium beneficio sustineatur, illud accidet, ut ægri, incertis, atque frustaneis paroxismis divexati, debilitentur, atque morbus eò usquè duret, donec languida priùs natura, paroxismo aliquo graviore correpta, ad ebullitionis tempus pertingere non possit, adeòque in ipso exhorrescentiæ tempore diem suam obeant ægri* (Observ. med., sect. 1, cap. 5.). Huxham dit dans le

(1) Voyez la note C, à la fin de l'ouvrage.

même sens, à propos des fébricitans dont la constitution est lâche et le sang appauvri, et des personnes assaillies par ces fièvres dans des saisons humides : « dans ces circonstances le quinquina, quelque » bien choisi qu'il soit, est souvent sans effet, à » moins qu'on n'y joigne des alexipharmaques appro» prié, tels que la racine de serpentaire de Vir» ginie, le contrayerva, la myrrhe, le camphre, » etc. » ( Essai sur les fièvres ). Dans de pareils cas il peut arriver que la dose ordinaire du quinquina arrête et suspende quelques accès fébriles ; mais n'étant point appropriée au degré de l'asténie, il ne faut pas s'attendre qu'elle s'oppose à la rechute.

§ XLV.

Enfin, comme les hypothèses fausses du temps passé faisaient croire à une matière morbifique qui devait subir la coction, à une fermentation qui devait s'opérer, à une purification de sang nécessaire, à une dépuration qu'on s'attendait résulter des mouvemens fébriles, etc., on imagina la méthode pernicieuse, adoptée de nos jours encore par un grand nombre de médecins, qui consiste à donner un libre cours à un certain nombre d'accès avant d'employer des remèdes propres à les arrêter. Cependant les observateurs les plus attentifs s'aperçurent qu'un pareil procédé traînait après lui les rechutes. » *Observando attigi febrim quæ diù insedit, cor-* » *ticis plus ad curationem requisivisse, et magis* » *obnoxiam fuisse recidivis, quamque ut incæpit,* » *protinùs expulsa est* ( Strack, de febribus. ). « Nous » pouvons attester, dit le docte Panzani ( *storia* » *ragion de' morbi* ), d'après notre propre expé» rience, qu'en adoptant une telle méthode (d'ar-

» rêter de suite les fièvres intermittentes), l'on » évite ordinairement les rechutes, parce que » l'organisme n'étant point accoutumé aux accès » fébriles répétés, qui s'enracinent de plus en plus, » il est aisé de l'en délivrer, et qu'il n'est presque » point disposé à retomber dans un état morbifi- » que qu'on a dissipé de bonne heure ». « Je » sais par une longue expérience, dit M. Marcus, » que les malades qui ont essuyé plusieurs paroxis- » mes sont bien plus facilement en proie aux rechu- » tes que ceux dont on a, pour ainsi dire, étouffé » la fièvre aussitôt qu'elle s'est montrée. Ces » derniers sont presque à l'abri de cet accident ». Les commissaires de la société de médecine de Paris observèrent la même chose lors de l'épidémie dont il a été fait mention plus haut. Le témoignage des praticiens est conforme à ce que nous venons d'exposer à ce sujet ; aussi M. Giannini s'étonne que dans les mémoires de la société d'émulation de Paris pour l'an 1797, on n'ait pas fait difficulté de mettre en question si les fièvres tierces simples doivent être abandonnées à elles-mêmes jusqu'après le septième paroxisme, et que Hupon conclue pour l'affirmative, disant que c'est alors seulement qu'il faut donner le quinquina (1). Lorsque l'art était encore dans son enfance, et qu'on manquait de remèdes propres à dompter sur le champ la fièvre, on pouvait proposer de pareilles questions; mais aujourd'hui les doctrines les plus solides, les observations les plus nombreuses et l'expérience la plus constante devraient enfin avoir convaincu les médecins de l'erreur d'une telle conduite.

(1) Voyez la note D, à la fin de l'ouvrage.

## § XLVI.

La connaissance des défauts qui rendent imparfaite, vicieuse, incertaine, fatiguante, et même incapable en général de prévenir les rechutes, la méthode communément employée contre les fièvres périodiques, nous conduit, comme par la main, à en découvrir une meilleure. Voici celle dont je me sers depuis long-temps dans ma pratique, je puis dire avec un tel succès, que les malades que je dirige ne connaissent point de rechutes, à moins qu'on ne voulût appeler de ce nom les nouvelles fièvres intermittentes suscitées par de graves désordres commis dans le régime, ou par l'application d'agens si puissamment débilitans, que les personnes même en santé ne pourraient leur résister.

## § XLVII.

Aussitôt que je suis appelé à combattre une fièvre intermittente, et que, par l'examen le plus exact, je découvre qu'elle appartient à la classe des asténiques, je me mets à même de l'arrêter de front le plutôt possible. La faiblesse ne saurait diminuer, pendant les mouvemens morbifiques, les évacuations et le désordre des fonctions qui ont lieu par l'effet des accès; bien plus, elle va toujours en augmentant, et s'enracine au point que, pour la vaincre, il est nécessaire de secours plus puissans que dans le commencement.

## § XLVIII.

Je ne me propose pas d'arrêter la fièvre, car

c'est ne dissiper qu'un degré d'asténie ; mais de détruire entièrement cette dernière le plutôt possible, et d'abréger ainsi l'état de convalescence ou de moindre faiblesse, qui, comme nous l'avons vu, est la base et le levain de la rechute.

## § XLIX.

Afin de dompter totalement la débilité, je cherche à reconnaître son degré de violence, qui est communément différent, par le moyen des signes particuliers propres à m'éclairer. Il est des cas où la fièvre est produite par des causes légères et passagères, où l'asténie est peu considérable, je dirais presque superficielle. Ils sont marqués par une faiblesse musculaire et une inappétence légères, par de petites douleurs de tête, enfin, par des symptômes sans violence. A juger de l'état du corps par sa couleur, sa chaleur, son embonpoint, et par la manière dont les fonctions des viscères s'opèrent, on dirait qu'il ne s'est fait presqu'aucun changement. On en voit d'autres suscitées par des causes plus fortes, agissant pendant plus long-temps, où l'asténie est radicale et permanente, l'abattement grave, la dyspepsie invincible, les symptômes alarmans, qui sont accompagnées d'obstruction, d'œdème, d'ictère, et de beaucoup d'autres dégénérations simulées des solides et des fluides, connues sous le nom de cachexie, de scorbut, etc. Le degré de l'asténie étant connu, je cherche à la combattre en lui opposant des toniques qui lui soient proportionnés. Je ne donnerai point ici des formules d'électuaires et autres combinaisons médicamenteuses ; c'est au praticien qu'il appartient de déterminer quels sont les remèdes les plus avantageux dans chaque cas. J'observerai seulement que dans un grand nombre il n'est pas possible de rencontrer exactement la dose des toniques propre à ramener l'organisme à ce degré modéré d'excitement favorable à la santé, et que pour cette raison je préfère en général prescrire avec une certaine hardiesse la quantité de remèdes, aimant mieux excéder un peu la dose nécessaire que de laisser avec la faiblesse le germe des rechutes. Pendant l'usage des remèdes, non-seulement la fièvre doit cesser et tout symptôme de maladie s'évanouir; mais il faut encore que tout signe annonçant débilité disparaisse entièrement, et que le malade recouvre sa vigueur et un état de santé florissante. L'expérience la plus constante s'est prononcée en faveur de l'usage généreux de l'écorce du Pérou, et de son efficacité pour prévenir les rechutes. C'est ce que Torti, Werlhoff et Strack ont reconnu. L'Archiâtre Quarin observa dans une épidémie de fièvres intermittentes qui régnait en 1770, qu'à l'exception des malades qui prirent de fortes doses de quinquina, presque tous les autres firent rechute. Aussi fut-il d'avis d'en donner une quantité considérable. « *Nullum enim incommodum oritur si plus quàm opus assumatur, peccatur verò, si justo minùs, cum eo reversionibus occasio relinquatur* ( Method. medendarum feb., cap. 12. ). L'illustre Gorter dit aussi : « *cortex, si magna copia detur, febrim sistit sinè* » *recidiva* » (compend. med., tract. 52.); et Borsieri, qui rapporte ce passage, ajoute dans une note au § 133 : « *verum id esse pluries et pluries comperi.*

§ L.

Afin de dompter promptement l'asténie, je donne

hardiment dans l'espace de quelques jours cette quantité de toniques que d'autres ont coutume d'administrer lentement et à certains intervalles, pendant plusieurs semaines ou plusieurs mois. J'ai trouvé qu'il est toujours plus facile de faire prendre les remèdes aux malades pendant qu'ils sont obligés de rester au lit ou dans leur chambre; qu'ils sont fatigués par le mal, et que, désirant extrêmement d'en être délivrés, ils éprouvent moins de répugnance à les avaler, ou ne calculent pas leur effet dégoûtant, que de leur en faire continuer l'usage pendant longtemps dans la convalescence, et hors de chez eux, ou au milieu des affaires, et lorsque, n'en éprouvant point un besoin sensible, ils n'y voient que des objets dégoûtans dont ils se figurent n'avoir plus à faire, les maux qu'ils ont à craindre étant éloignés ou même incertains. En suivant cette méthode, la faiblesse et la maladie se dissipent plus promptement, et le malade goûte plutôt le plaisir de se livrer à son régime de vie ordinaire. M. Baumes (1) dit, à propos du quinquina : « il est » bon d'observer que plus les malades en prennent » en peu de temps, et moins ils en mettent à en » continuer l'usage ( *vid. de l'usage du quinquina* » *dans les fièvres remittentes* ) ».

## § L I.

Ce n'est que dans les fièvres intermittentes très-légères que j'emploie l'écorce péruvienne seule :

---

(1) Dans l'original on trouve Baumé ; mais il faut entendre Baumes, célèbre professeur de l'école de Montpellier, et praticien d'un très-grand mérite. *Note du Traducteur.*

lorsque l'asténie est grave, je l'unis toujours avec d'autres toniques plus actifs et plus diffusibles. Si dans les cas graves on voulait l'employer seule, il faudrait en donner plusieurs onces, et jusqu'à une livre, comme l'ont fait Saunders et Petersen (1), ou l'administrer en même temps par la bouche, en lavement et en fomentatiou, comme le faisait Cleghorn; méthodes, sinon impossibles, du moins difficiles à mettre en usage lorsque les malades sont délicats, disposés aux nausées, et que l'estomac est faible. La serpentaire de Virginie, le colombo, l'ammoniaque, le tartre stibié, qui, uni avec l'écorce du Pérou, perd sa vertu émétique, le camphre et autres remèdes semblables, sont des moyens que je me plais à associer avec le quinquina pour en augmenter l'énergie. L'opium sur-tout, ainsi que le laudanum mêlés avec ce remède, sont d'un grand secours. L'opium seul est capable d'arrêter les fièvres intermittentes, comme il conste par les observations de plusieurs médecins célèbres, et que je l'ai vu

(1) Il est toujours utile d'unir la serpentaire, la cannelle, et l'opium avec le quinquina, afin de prévenir les accidens que cette écorce peut occasioner, fortifier son action et déraciner plus facilement la fièvre. Je ne crois pas qu'il soit jamais nécessaire d'ordonner une si grande quantité de quinquina que le faisaient Saunders et Petersen. Si l'on croyait devoir en donner trois ou quatre onces, on fera bien de dépouiller ce remède d'une grande partie de la substance ligneuse qu'il contient, et qu'on peut en séparer par le tamis : deux onces de cette dernière ne produisent pas plus d'effet que huit ou dix gros de ce quinquina choisi, ou dépouillé en partie de la substance ligneuse. On peut régler la dose en conséquence. *Note du Traducteur.*

moi-même plusieurs fois (1). Associé avec le quinquina, il forme avec cette écorce une combinaison infiniment avantageuse. Il fortifie la puissance excitante de ce médicament, sans augmenter sensiblement son volume ; il prévient les évacuations que le quinquina donné seul cause souvent, et qui empêchent ce remède d'arrêter la fièvre ; enfin, il calme le trouble de l'estomac, qui a lieu chez certains sujets irritables, et s'oppose à beaucoup d'incommodités et de symptômes fâcheux qui résultent de la présence de cette écorce dans le ventricule. Ecoutons l'ingénieux Cullen (*mat. med.*, *tom. 2.*). « Says here » that almost every practitioner has found it useful » to join opium to peruvian bark, or other tonics » in the, cure of intermittents. Not ouly in correc» ting the purgative quality of the bark, or other » tonies, which sometimes take place, but where » no such purgative quality is to be apprehended, » we are certain, that a certaint quantity of opium » joined with two, or three doses of the bark, » which are given immediately before the time of » accession, enables it in less quantity, than it » would otherwise do, to prevent the return of

(1) L'opium est un des plus puissans moyens d'arrêter les accès de fièvre. Je l'ai souvent employé seul, et presque toujours avec succès. Je donne douze, quinze ou dix-huit gouttes de laudanum dans quatre ou six onces de véhicule à prendre en deux fois, une heure ou une heure et demie avant le temps où l'accès arrive ordinairement ; quelquefois je l'associe avec la liqueur d'Hoffmann, et toujours avec le quinquina. Pour avoir une plus grande connaissance des effets de l'opium, voyez la note E, à la fin de l'ouvrage. *Note du Traducteur.*

» paroxisms ». Sydenham, Werlhoff, Tralcy, Muray, Hirschel, Steegmayer, et en général tous les disciples de Brown ont fait un grand cas de la combinaison de l'opium avec l'écorce du Pérou contre les fièvres périodiques.

## § L I I.

Quelquefois il est nécessaire de continuer pendant un certain temps l'usage des toniques, comme dans les fièvres où l'asténie est profonde et enracinée, et où, indépendamment de la fièvre, il faut encore dissiper des obstructions et des œdemes, rétablir la nutrition ainsi que les fonctions presque toutes affaiblies et désordonnées. Pour éviter la rechute dans de semblables circonstances, il faut observer rigoureusement les deux règles essentielles que voici : 1.° après avoir donné des stimulans actifs et puissans dans le commencement de la cure, afin d'arrêter les accès de fièvre, il faut les diminuer peu à peu jusqu'à ce degré nécessaire à l'entretien de la santé, et proportionner leur nombre et leur force aux besoins que les malades peuvent en avoir, relativement à leur constitution et à leur régime de vie habituel. Il est inconséquent et dangereux de passer brusquement de l'usage généreux des toniques puissans à celui des excitans faibles ou donnés à petite dose, et incapables de soutenir convenablement l'énergie vitale. J'ai observé plus haut que de pareils changemens, contraires aux besoins de l'organisme, loin d'éloigner l'asténie, lui prêtent de nouvelles armes, et disposent le corps aux rechutes.

## § LIII.

La seconde règle, non moins importante que la première, consiste à varier de temps en temps les médicamens, lorsqu'il est nécessaire d'en continuer l'usage. Le célèbre Rivière a donné ce précepte. « *Nec perpetuo iisdem remediorum formulis insistendum, ne natura assuescat, æger vero nimio eorum tædio afficiatur* ». Nous avons vu (§ 42) que l'écorce du Pérou finit par devenir inutile, et même nuisible lorsqu'on en continue l'usage pendant long-temps. La même chose arrive par rapport aux autres remèdes, comme les praticiens le savent bien. Ils n'ignorent pas non plus que beaucoup de malades finissent par avoir de l'aversion pour l'odeur, la saveur, et même la forme pilulaire ou liquide des médicamens qu'ils prennent depuis long-temps; d'où il résulte quelquefois des nausées et des vomissemens. Par conséquent, il faut avoir soin de varier la forme et la qualité des toniques, et choisir ceux qui sont le plus en rapport avec le goût des malades, avec les idiosyncrasies, et, pour ainsi dire, avec les caprices de l'estomac et des nerfs. L'aversion et la nausée exercent une impression débilitante qui diminue beaucoup la force des remèdes corroborans.

## § LIV.

Enfin, dans le plan de cure des fièvres intermittentes, je comprends le régime excitant dans toute son extension. Les alimens succulens bien assaisonnés et aromatisés que le malade aime mieux, le vin généreux, le mouvement, la promenade à cheval, les frictions, l'air pur qu'on respire à une campagne élevée, sont autant d'excellens auxiliaires, qui, en ranimant le système et en augmentant les forces, s'opposent aux rechutes. En général, on peut dire que plus on employera de ces stimulans naturels, moins on aura besoin de secours pharmaceutiques, et moins aussi la cure sera désagréable.

## § L V.

Il ne me paraît pas nécessaire d'apporter des preuves ultérieures en faveur de la méthode que je viens d'exposer pour prévenir les rechutes. Elle consiste uniquement dans la réunion raisonnée de tous les moyens de chacun desquels l'expérience a montré l'utilité. Si l'observation apprend que l'administration prompte du quinquina suffit seule à prévenir les rechutes, ou à diminuer leur fréquence, et que le même effet résulte de l'emploi d'une plus grande quantité de toniques; si différens praticiens ont prouvé l'utilité du régime excitant; si, enfin, de sages et fidelles observateurs ont souvent obtenu une guérison parfaite en employant seulement un des moyens indiqués plus haut, combien l'action simultanée et la réunion de tous ces moyens ne doit-elle pas être efficace ? Si, au contraire, l'on voit naître les rechutes, parce qu'on donne les toniques trop tard ou en trop petite quantité, ou qu'on néglige de faire entrer dans le traitement quelqu'un des moyens que je viens de proposer, et qu'enfin on n'oppose aux fièvres intermittentes qu'une méthode incomplète et défectueuse, n'est-il pas évident qu'on préviendra les retours de ces maladies par une méthode complète, perfectionnée et purgée autant qu'il est possible, d'après l'état actuel des connaissances, des défauts les plus essentiels ?

## § LVI.

Tous les praticiens peuvent avoir observé que les fièvres pernicieuses sont plus rarement suivies de rechute que les fièvres intermittentes simples. Or la nature de celles-là ne diffère pas de celles-ci ; toute leur diversité consiste dans leur degré de violence. C'est donc la différence du traitement employé dans les unes et dans les autres qui peut seule rendre raison pourquoi les rechutes sont beaucoup plus familières dans les fièvres intermittentes simples que dans les pernicieuses. Le médecin, effrayé par la gravité des symptômes qui accompagnent ces dernières, se hâte de recourir à une méthode que je mets hardiment en usage même dans les fièvres intermittentes simples. Il ne donne ni l'émétique, ni les purgatifs ; il ne perd pas le temps à affaiblir le malade par les boissons supposées incisives, atténuantes, minoratives, et autres semblables ; mais il prescrit de suite l'écorce du Pérou à haute dose. Outre les excitans par la bouche, il en ordonne encore en lavement, fait appliquer les vésicatoires, et met en usage divers autres corroborans. Ainsi attaquée, l'asténie est bientôt mise en fuite complétement, et la source des rechutes est fermée. Que l'on compare cette méthode active et prompte avec la méthode lente et faible pratiquée dans les fièvres intermittentes simples, et l'on découvrira facilement pourquoi les rechutes suivent fréquemment celles-ci, et non les autres. Ce fait est une nouvelle preuve de l'efficacité de la méthode que je propose, et il serait fort difficile de l'expliquer d'après d'autres principes que ceux que j'établis dans cet ouvrage.

## § LVII.

S'il était nécessaire de rapporter des histoires particulières en preuve de la bonté de cette méthode, nous ne serions embarrassés que sur le choix; car nous pourrions en produire un grand nombre. Depuis que par la lecture des ouvrages des praticiens habiles, et par la comparaison de leurs observations et du résultat des différens traitemens, j'eus établi la méthode que je propose, je l'ai employée pendant plusieurs années dans ma pratique, qui est assez étendue; et tous les ans j'ai vu augmenter le nombre des preuves qui confirment son efficacité.

# CHAPITRE IV.

## *Considérations sur d'autres causes de rechutes.*

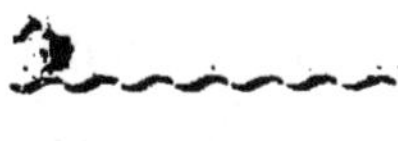

### § LVIII.

AYANT toujours, et presque uniquement considéré la faiblesse qui survit à la destruction des accès fébriles comme la cause des rechutes, peut-être me demanderait-on si j'ignore les autres causes dont les écrivains ont fait mention, ou si c'est à dessein que j'ai omis d'en parler ? C'est pourquoi je crois devoir en dire quelque-chose.

### § LIX.

La première cause des rechutes, qui est aussi celle dont on parle le plus, consiste à être exposé aux mêmes agens qui ont fait naître la fièvre intermittente. « *Sæpissimè etiam id fieri ( revocari febrem ) verisimillimum est, quod causæ remotæ à quibus febris primum orta est, uti aeris regionisque constitutio, aut cibi et potus deterior indoles, aut humorum cacochimica, aut vetus viscerum prima labes perseverant; nec proinde mirum est, si ut primum, sic iterum et tertio, et quarto febrim non revocent modo, sed etiam excitent, atque inducant* ( Borsieri, *de febribus*, § 133. ). Voilà ce que dit à ce sujet Borsieri. Tel est aussi le sentiment de beaucoup d'autres médecins.

## § LX.

A mon avis, ou le malade guéri des accès de fièvre est parfaitement rétabli, et a repris entièrement sa vigueur première lorsqu'il s'expose à l'action des causes morbifiques, ou bien il est encore convalescent et dans un état de faiblesse ou de moindre maladie [ § 30 ]. Dans le premier cas, les causes qui ont reproduit la maladie ont dû être aussi actives et puissantes que lorsqu'elles suscitèrent la fièvre pour la première fois; et, sans abuser des mots, on ne saurait appeler rechute cette nouvelle fièvre, qui est indépendante et détachée de la première, avec laquelle elle n'a d'autres rapports que la similitude de la forme. Dans le second cas, les agens qui ne suffisent pas à produire la fièvre dans un sujet sain, parce qu'ils n'ont pas assez d'énergie, la déterminent dans les personnes débiles qui viennent d'échapper aux accès de fièvre, parce que l'état d'asténie où elles sont les y dispose. La faiblesse étant la base ou le fond de la rechute qui a lieu, c'est elle qui doit fixer les regards du médecin, c'est elle qu'il doit s'attacher à combattre. Une seconde fièvre intermittente qui serait produite par des causes semblables à celles qui ont engendré la première, est étrangère au sujet du problème. C'est en vain qu'on chercherait une méthode nouvelle plus sûre que celle qui a toujours été connue et proposée. Le précepte de fuir les causes productrices des maladies, afin d'en empêcher le renouvellement, saute aux yeux. On le trouve dans tous les livres de l'art, et c'est le seul qui ait été constamment recommandé. A cet égard les progrès des connaissances médicales sont seulement avantageux, en ce qu'ils ont dissipé les hypothèses fausses et trompeuses, et qu'ils ont tracé une voie plus claire, plus simple et plus facile pour prévenir la rechute dans les fièvres. Tant qu'on a rapporté la cause des fièvres périodiques à un foyer gastrique ou bilieux, à un vice du foie ou de la rate, à une matière morbifique, qui, des glandes ou des veines, se répandait de temps en temps dans le sang, à la lenteur dans le cours du suc nerveux, à un miasme spécifique, etc., les indications suggérées par de pareilles hypothèses pour prévenir les rechutes pouvaient-elles n'être point infidelles et trompeuses? Mais dès qu'il a été connu qu'un degré considérable de faiblesse était la cause des fièvres asténiques, et qu'une débilité moins intense était pareillement la source des rechutes, on vit clairement et sans effort quels moyens il fallait employer, et quel but il fallait atteindre pour prévenir ces dernières. On ne tarda pas à s'apercevoir que pour éviter la reproduction de la première fièvre, il était nécessaire d'éviter les causes qui l'avaient engendrée, et que c'était précisément de l'humidité, du froid, des troubles de l'ame, de l'air impur, et plus généralement des choses débilitantes qu'on devait redouter l'influence.

Certains ont admis une autre cause de rechute, qui consiste dans un caractère particulier, comme d'habitude, supposé exister dans les nerfs, et qui tend sans cesse à reproduire les mouvemens fébriles, et les reproduit effectivement pour peu que les agens extérieurs joignent leur influence à la sienne, à moins que la nature ou l'art ne change cette disposition. L'autorité de Werlhoff et d'autres médecins, qui assurent que la rechute arrive à certains jours déterminés correspondant à ceux de la première fièvre, est le principal appui de cette idée. J'observerai que la notion d'un caractère spécifique des nerfs est à la fois obscure et hypothétique, puisque ce dernier n'est pas démontré par des faits positifs, que les sens ne sauraient le saisir, et qu'on ignore complétement en quoi consiste ce caractère ou cette condition des nerfs. Or, de pareilles notions sont bannies de la médecine depuis long-temps. Malgré le respect que j'ai pour certains écrivains graves et d'une grande réputation, je crois qu'on pourrait même douter que l'observation de Werlhoff soit constamment vraie. C'est aussi ce qu'en a pensé Senac, qui dit à ce sujet : « *at sanè mihi dubium est num accurata fuerit observatio* ( de recond. feb. intermitt.; tum remitt. nat., cap. 19. ). Mes observations ne sont guère conformes à celles de Werlhoff. J'ai vu plus souvent la rechute arriver par l'effet de désordres, et le jour même où ils avaient eu lieu, que dans les jours fixés pour le retour de la fièvre.

Quand bien même on voudrait soutenir que ce caractère nerveux spécifique existe, on ne pourrait se dissimuler qu'il paraît plutôt relatif au type et à la forme des fièvres intermittentes qu'à leur génie et à leur nature. Un caractère à raison duquel l'accès fébrile arrive à certains jours déterminés, et se reproduit tous les trois ou quatre jours, ou dans tout autre période fixe, ne paraît pas avoir du rapport avec le génie de la fièvre, qui lui-même n'a aucun rapport essentiel avec le type ou la forme de la fièvre. D'ailleurs, un pareil caractère, qui conviendrait aux intermittentes hypersténiques, aux asténiques et aux irritatives, ne saurait fournir des indications, ni préservatives, ni curatives, puisque celles-ci naissent de la nature, et non du type d'une maladie quelconque. Ainsi ce caractère est étranger au sujet de cet ouvrage.

Quant à quelques autres causes de rechute alléguées par certains médecins, elles ne méritent point que nous nous en occupions.

---

# CHAPITRE V.

## RÉCAPITULATION.

Si je ne me trompe, les corollaires suivans résultent de tout ce qui a été exposé.

Parmi les différentes classes de fièvres intermittentes, distinguées selon la diversité de leur nature, les asténiques seules sont l'objet du problème, puisqu'il n'y a que celles-là qui puissent avoir été arrêtées par le quinquina (§ XX).

La faiblesse étant la base des fièvres asténiques, et les rechutes étant causées par un reste de l'état qui produit la première maladie (§ XXVIII), il s'ensuit que la débilité est la cause des rechutes (§ XXIX et XXX). Cela est confirmé, 1.° par les circonstances favorables à la rechute, qui sont celles de la faiblesse du corps (§ XXXI); 2.° par les effets nuisibles des remèdes débilitans (§ XXXII), et 3.° par l'utilité des toniques employés après la cessation de la fièvre (§ XXXIII).

L'indication à suivre pour prévenir les rechutes étant de dissiper ce reste de faiblesse, la méthode corroborante est la seule propre à conduire à ce but (§ XXXVI).

Si cette méthode n'a pas été employée toujours avec succès, c'est parce qu'elle était mise en usage d'une manière imparfaite et défectueuse (§ XXXIX — XL — XLI — XLII — XLIII — XLIV — XLV).

La méthode que je propose (§ XLVII et seqq.) consiste dans la réunion de tous les moyens que l'expérience a prouvé être utiles dans ces cas, et dans l'éloignement de toutes les circonstances reconnues nuisibles. Elle est également fondée sur des raisonnemens solides et concluans, et sur des observations faites par les plus habiles médecins anciens et modernes.

Cette méthode est la plus sûre de toutes celles connues, parce qu'elle est composée des secours les plus convenables réunis ensemble, tandis que les autres n'offrent que des moyens isolés, faibles, imparfaits. La première va directement à déraciner le mal, les autres en détruisent seulement les branches.

Elle est moins ennuyeuse pour le malade, parce qu'on choisit le temps le plus propre à lui faire prendre les remèdes (§ L); qu'on opère plus promptement (§ L et seqq.), et que les secours variés qu'on met en usage sont appropriés à l'idiosyncrasie et aux goûts particuliers des malades (§ LIII, LIV).

Si cette méthode n'est pas nouvelle dans ses parties, elle l'est au moins dans son ensemble et dans la réunion des choses qui la constituent.

FIN.

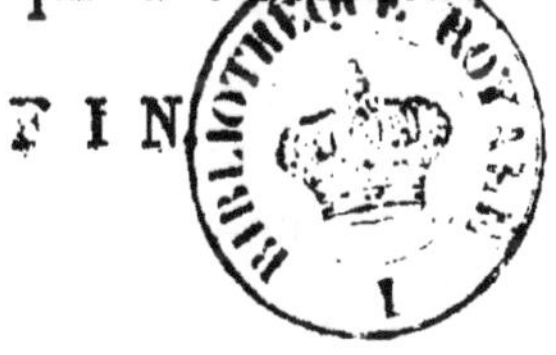

# NOTES.

## *Note* A.

On a annoncé il n'y pas long-temps, avec éclat, que la gélatine est propre à combattre les fièvres intermittentes; et des sociétés savantes, comme étonnées d'une chose qu'elles ne pouvaient ignorer, se sont empressées de nommer des commissaires pour consulter de nouveau, à ce sujet, l'observation et l'expérience. Depuis vingt ans l'école de Brown ne cesse de répéter que les fièvres où la gélatine est utile sont causées par la faiblesse; que les toniques en sont les véritables remèdes; que le régime animal doit être la base du traitement anti-fébrile, et qu'enfin l'opium est un des meilleurs moyens de les vaincre. Or, ces sociétés savantes, qui tiennent le premier rang en Europe, n'ont point chargé des commissaires de s'assurer d'une vérité aussi importante.... Voilà assurément de quoi exciter la surprise, bien plus que l'utilité de la gélatine dans des maladies de faiblesse. Le docteur Gilbert, dans un mémoire sur la propriété anti-fébrile de la gélatine, n'a pu s'empêcher d'adopter les principes browniens pour l'expliquer. Les commissaires nommés par l'Institut national, pour répéter les observations qui lui furent communiquées par M. Seguin, rapportent qu'indépendamment de trois à six onces de gélatine qu'on donnait trois fois par jour aux malades, le régime de la plupart consistait en viandes rôties ou grillées, un demi litre de vin, et une petite mesure d'eau de vie le matin ( *Bul. de la Société phil.*, *n.° 88.* ). Voilà un régime corroborant bien entendu, et exactement semblable à celui que j'ai souvent employé avec succès. Au reste, long-temps avant qu'on apprit avec admiration l'utilité qu'on peut retirer de l'usage de la colle forte, on connaissait les tablettes de bouillon, qui sont préférables à cette nourriture, parce que la chair des animaux vieux est plus fortifiante que celle des jeunes, qui abondent en gélatine, observation déjà faite par Hippocrate.

*Note* B.

Quoique l'ouvrage de M. Rubini soit le plus solidement écrit et le plus utile que nous ayons en France sur la nature, les espèces et le traitement des fièvres périodiques, je ne crois pas inutile d'exposer ici mon sentiment au sujet de l'inconséquence, de la fausseté et du danger inséparable du système gastrique ; car c'est dans ce système que la majeure partie des gens de l'art puisent les idées qu'ils se forment de la nature des fièvres et des moyens propres à les combattre.

L'école d'Hippocrate suppose qu'il existe dans les premières voies des saburres qui causent et alimentent les fièvres, et qu'il est très-important de les chasser du corps pour rétablir la santé. Elle croit même que la matière fébrile, mêlée quelquefois avec nos humeurs, et circulant avec elles, détermine et entretient différentes sortes de fièvres. Cette hypothèse conduit à employer les évacuans des premières voies, ainsi que les boissons décorées du nom d'apéritives, dépurantes, etc. Fordyce observe que l'hypothèse d'une matière fébrile, de la coction, et de la nécessité de l'expulser du corps par le moyen des évacuans, n'est point du tout appuyée sur les faits, et qu'il est temps de laisser de côté ces hypothèses, qui ont été jusqu'à ce jour une source abondante d'erreurs, et qui, plus que toute autre cause, ont retardé les progrès de la médecine ( *vid. essai d'un plan propre à perf. les observ. de méd. prat., bib. brit., t. 34.* ).

Darwin, rejettant, comme Brown, l'hypothèse d'une matière fébrile, a tenté d'expliquer comment les différentes périodes qui constituent un accès de fièvre se succèdent l'une à l'autre ( *vid. class. 1, sect. 32, et le suppl. à la 4.e classe. Zoonom.* ). Weikard a adopté en partie sa théorie, dont celle de l'habile M. Giannini le rapproche beaucoup.

Jusqu'à ce jour on a dit, évacuez les saburres, et les signes qu'on croit annoncer leur présence sont tout-à-fait équivoques, incertains et trompeurs. Le dégoût, la saleté de la langue, les nausées, les vomissemens, etc., auxquels on a tant de confiance, sont particulièrement de ce nombre. En effet, les vertiges, les mouvemens qu'on fait en tournant sur soi, la grande fatigue, le roulis d'une voiture ou d'un vaisseau, le récit d'une histoire désagréable, l'aspect, la saveur et l'odeur de choses dégoûtantes, ou pour lesquelles on a de la répugnance, la grossesse, les affections nerveuses, l'aspect d'un précipice, les frayeurs vives, les syncopes, les chutes, etc., sont autant de circonstances qui font naître les prétendus signes gastriques. Combien de fois n'ai-je pas vu les saignées et les pertes de sang décider très-promptement des envies de vomir, et des vomissemens de bile et de mucosités, et bientôt après la saleté de la langue, la perte de l'appétit, etc. ? J'ai pareillement observé que les émétiques et les purgatifs faisaient développer les symptômes en question, et cette même remarque je l'ai fait faire, soit aux gens de l'art, soit à d'autres personnes éclairées que je désirais désabuser de leurs chimériques idées. Cela arrive si fréquemment, que les médecins qui y feront attention ne tarderont pas à revenir de leur erreur au sujet de la valeur de ces signes. Dans tous ces cas, ces symptômes annoncent-ils l'existence de saburres, et sont-ils déterminés par elles? La bouche amère et pâteuse, la langue sale, les envies de vomir, les vomissemens, etc., sont des circonstances et des effets du dérangement du système, et plus particulièrement de certains organes; ce sont réellement les effets simples d'une cause à laquelle on ne songe pas, ou du moins à laquelle on ne fait point assez d'attention. Je me suis également assuré que le contour jaunâtre des lèvres, que Stoll dit être un des signes les plus certains de l'état gastrique, est fréquemment l'effet de la débilité des organes digestifs et de la faiblesse générale du corps, puisque je l'ai dissipé, en même temps que les autres symptômes, par l'usage seul de corroborans appropriés.

La privation des alimens et des boissons qu'on est accoutumé à prendre, la chair de jeunes animaux non assaisonnée, les fruits, et même l'eau, les tisanes rafraîchissantes, la crème de riz, le petit lait, font développer les signes gastriques. Tous les jours nous voyons la simple débilité du ventricule, soit directe, soit indirecte, produire le même effet. Combien de personnes qui ont le matin bouche amère ou pâteuse, langue chargée, goût dépravé, et d'autres qui ont des envies de vomir et des vomissemens; symptômes qui prennent promptement la fuite après qu'on a mangé un morceau et bu un coup de vin. La plupart des nourrices faibles sont souvent en proie aux symptômes de saburre, qui augmentent jusqu'à la nausée humide et aux vomissemens, sur-tout lorsque leur nourrisson a beaucoup teté dans la nuit.

Presque tous les malades attaqués de fièvres intermittentes présentent différens signes gastriques pendant l'accès et le lendemain. Ensuite ils se dissipent, et souvent le malade mange avec appétit. On observe encore fréquemment que l'inappétence, le dégoût, la saleté de la langue, les nausées, etc., persistent malgré l'usage des émétiques et des purgatifs, et même que ces symptômes, ainsi que la fièvre, deviennent plus graves. Il est également incontestable que le quinquina, l'opium, le vin, les bonnes nourritures, etc., ordonnés pour chasser la fièvre, font disparaître pour toujours les prétendus signes de saburre, aussi bien que la maladie qu'ils accompagnent.

Dans ses savantes observations sur les fièvres nerveuses, le célèbre Hufland assure qu'il a fréquemment dissipé la saleté de la langue par les antiphlogistiques : il cite un cas, où quatre heures après une saignée copieuse, la langue auparavant incrustée d'un mucus dense et blanc, devint parfaitement nette. Bordeu, le zélé défenseur de l'humorisme, se doutant de l'incertitude des signes gastriques puisés dans l'inspection de la langue, dit : « je crains toujours lorsque je regarde la langue » à un malade, qu'il ne me demande, qu'y con» naissez-vous (Tissu muqueux. ) ?

Dans mille cas de faiblesse, les toniques dissipent promptement et d'une manière sûre les prétendues maladies gastriques. Ecoutons Stoll faire un aveu précieux. *Vir diligentissimus atque egregius observator Colinius, æque certò suis dyssentericis sola*

*Arnicæ radice medebatur. Nullam is evacuationem, uti ex fidis rationibus accepi, instituere solebat, etsi humorum biliosorum copiâ non mediocri gravarentur. Ope radicis hujus materies dyssenterica subacta immutataque, atque in benignum humorem conversa nocere desiit* ( rat. med., pars prima, p. 86. ).

Le célèbre Marcus assure ( tom. I., p. 258. ) que dans l'espace de quarante-huit heures les symptômes gastriques, que beaucoup de malades attaqués des fièvres putrides présentaient, tels que nausées, envies de vomir, saleté de la langue, douleur granative à l'estomac, bouche amère, couleur jaune de la face, constipation, tension et gonflement des hypocondres, se dissipaient par l'usage de la méthode excitante; que les malades traités d'après le système gastrique tombaient dans une faiblesse si considérable, que la majeure partie mouraient, etc.

Le professeur Horn dit dans ses observations de clinique recueillies dans ses voyages ( chap. 4. ), qu'il a vu plusieurs centaines de cas de maladies réputées gastriques traitées avec succès par la méthode corroborante, et qu'il s'est convaincu par ses propres observations qu'un très-grand nombre des maladies aiguës traitées par la méthode gastrique sont accompagnées de symptômes dangereux, qu'elles sont suivies de rechutes, qu'elles se dissipent lentement, et qu'enfin beaucoup se terminent d'une manière funeste. Cet habile médecin ayant fréquenté les principaux hôpitaux de la France, de la Suisse et de l'Allemagne, et particulièrement ceux de Paris et de Vienne, dans la vue de connaître les meilleures méthodes curatives, a été parfaitement à même de voir les avantages et les inconvéniens des méthodes excitante et évacuante dans les maladies réputées gastriques. Les observations des professeurs Thomann, Roeschlaub, etc., etc., sont conformes à celles que nous venons de rapporter.

Les malheurs que la méthode évacuante traîne après elle sont incalculables. Montagne a dit des choses fort sensées au sujet des purgatifs dont on abusait encore plus de son temps que de nos jours: « et si ne sçay si c'est utilement qu'ils disent ( les » médecins ), et si notre nature n'a point besoing » de la résidence de ses excrémens jusques à cer- » taine mesure.... Nous voyons souvent des hommes » sains tomber en vomissemens ou flux de ventre » par accidens estranges, et faire un grand vuidange » d'excrémens sans aucun besoing précédent, et sans » aucune utilité suivante, voire avec empirement » et dommage ( essais, liv. 2, chap. 37. ).

Au reste, plusieurs médecins ont reconnu que dans certaines circonstances la méthode gastrique était pernicieuse. Sydenham, Tissot, Jadelot, Hallé, Desessarts, Pierre Frank, etc., sont de ce nombre. Richter observe que l'usage prolongé des évacuans non-seulement met en désordre les fièvres, dérange leurs périodes et trouble la crise; mais encore fait changer l'état morbifique en *fièvre bilieuse maligne*. Le malade meurt des suites d'un pareil traitement, et chacun, ajoute Richter, attribue ce funeste événement à la fièvre bilieuse maligne.... Il faut voir aussi ce que dit à ce sujet Desessarts, d'après une suite d'observations faites pendant trente années.

Les évacuans des premières voies produisent un épuisement d'autant plus grand, que le corps est plus faible, et moins accoutumé à leur usage. Hip-

pocrate

pocrate a dit le premier que les purgatifs débilitent même lorsqu'on les prend en santé ( *Aphor. 36, liv. 2.* ). Tous les médecins sont d'accord sur ce point ; comment ne le sont-ils donc pas sur cet autre, que la débilité du corps en repousse l'usage ? C'est qu'ils ne reconnaissent pas toujours la faiblesse sous les dehors trompeurs qui la cachent si souvent ; qu'ils croient, d'ailleurs, que les saburres la provoquent, et qu'il importe d'expulser du corps ces dernières pour le délivrer de ses maux. Or, l'existence des saburres et de la matière fébrile n'a jamais été démontrée (*Voyez l'examen critique de quelques points du système médical de l'école d'Hippocrate, etc., précité.*). Et quand il serait prouvé que les humeurs sont surabondantes, il ne s'ensuivrait nullement qu'elles constituent la cause morbifique. Morgagni et Valsalva ont trouvé la vesicule du fiel pleine de bile chez les animaux et chez les hommes morts de faim ( *vid. epist. 28 et 29 de sedibus et causis, etc.* ). Valli a récemment encore constaté ce phénomène. Est-ce donc la surabondance de la bile cystique qui cause la faiblesse et la mort dans ces circonstances?

S'il n'a jamais été prouvé que ces saburres existent dans les maladies de faiblesse qu'on attribue à leur influence, et qu'il faille prescrire les évacuans pour rétablir la santé ; si, en donnant les évacuans, on ne dissipe point les prétendues maladies gastriques, ni les signes qu'on dit les caractériser, et qu'au contraire ces remèdes aggravent l'état du corps ; si la méthode excitante, appropriée, en triomphe ; si l'usage des évacuans des premières voies est un moyen presque sûr de faire naître les symptômes gastriques ; s'il y a si peu de rapport entre ces symptômes et la saburre supposée, que souvent ils ne se manifestent que dans le cours des maladies, et nullement dans leur commencement, ou que s'ils se montrent d'abord, ils disparaissent ensuite naturellement, *quoique la maladie persiste dans sa violence ;* si on a toutes sortes de raisons de croire que les symptômes gastriques sont un pur effet de l'hypersténie ou de l'asténie ; si, enfin, rien n'est plus essentiel à la vie et à l'intégrité du corps que les humeurs, et que leur évacuation épuise les organes et diminue plus ou moins considérablement les forces vitales, le système gastrique ne doit-il pas être regardé à la fois comme faux et dangereux.

On ne peut se dissimuler que la coutume qui a prévalu jusqu'à Brown, de juger de la nature des fièvres par les symptômes dont elles sont accompagnées, ne se soit beaucoup opposée aux progrès de la pyrétologie, et qu'elle n'ait été la source d'un grand nombre d'erreurs dangereuses et de pratiques funestes. « *Cum autem pleraque hæc symptomata » in singulis ferè febricitantibus, uti etiam sæpe » in diversis febrium speciebus varient, patet evi- » denter febris naturam non posse indagari et » cognosci ex talibus sine quibus febris esse potest* » (Vansw. in comment., etc., pars prima, tom. 2, p. 5.). Cependant, éclairé par mon observation particulière et par les travaux de Pierre et de Joseph Frank, Darwin et Giannini, je pense qu'il faut avoir égard dans le traitement à l'appareil symptomatique dont les fièvres peuvent être accompagnées ; c'est ainsi que les excitans énergiques sont souvent nuisibles, lorsque l'irritabilité est exaltée, et que l'élixir acide de Haller est, par exemple, dans ce cas, fréquemment avantageux. Les observations de Hahn, Pearce, Wright, Gregory, Brandreth, Gerard, Currie, Joseph Frank et Giannini, sur l'efficacité des ablutions d'eau froide dans la période de chaleur des fièvres périodiques et autres, me confirment encore dans mon sentiment, que j'espère développer un jour avec plus d'étendue. Au reste, je puis assurer que l'état d'exaltation de la sensibilité ou de l'irritabilité n'exclut point toujours l'usage des excitans diffusibles, comme plusieurs médecins, d'ailleurs fort habiles, le pensent. Cet état n'a pas encore été bien examiné sur toutes les faces et dans les différentes conditions morbifiques du corps qu'il peut accompagner.

*Note* C.

« Je ne sais, dit Seneque (epist. X), comment ce sont les chimères qui nous causent le plus de trouble. La réalité porte sa mesure avec elle; un malheur vague ouvre un champ plus vaste aux égaremens de la peur ». On ne sait, en vérité, pourquoi tout le monde redoute extrêmement cet état protéiforme et indéterminé, appelé échauffement, dont on n'a point d'idée précise et exacte, tandis que presque personne ne se met en peine de la faiblesse. Les sujets sains, comme les malades, craignent singulièrement les choses qualifiées d'échauffantes, et ils sont sans défiance à l'égard des affaiblissantes, qui ôtent plus ou moins promptement la vie aux trois quarts de l'espèce humaine.

Que dis-je, presque tout le monde réclame avec instance les remèdes affaiblissans, qui, sous le nom de rafraîchissans, dépurans, etc., sont révérés comme les remèdes par excellence. « La manie d'être rafraîchi est générale; tout le monde veut être rafraîchi : c'est un travers venu des dogmes médicinaux, dit le célèbre Venel dans son traité de matière médicale.

Examinons un moment au flambeau de la raison et de l'expérience combien c'est injustement qu'on redoute les prétendus échauffans dans les fièvres : *nos et refellere sine pertinaciâ, et refelli sine iracundiâ parati sumus* (Cic., acad. quæst., lib. 2, n.° 5.).

J'ai observé ailleurs que les toniques sont en possession de la vertu fébrifuge (*Vid. considérat. critiq. sur la classif. des médicamens, suivies d'un nouveau plan de mat. méd.*). Anciennement, comme de nos jours, c'est dans les excitans que les gens de l'art ont mis leur confiance pour combattre les fièvres périodiques ; et il n'est pas de médecin instruit qui ne sache que les débilitans ne sauraient remplacer, par exemple, l'écorce du Pérou. Un fait aussi général suffit seul à prouver l'erreur de l'opinion que je combats. Mais poursuivons.

J'ai vu, dit le professeur Horn, dans une infinité de cas d'ardeur dévorante (*calor mordax*) que les boissons aqueuses froides aggravaient cet état, et qu'un mélange d'eau chaude et de vin le calmait admirablement.

Avec quel succès Rivière n'ordonna-t-il pas le vin aux malades attaqués de la cruelle épidémie qui fit tant de ravages à Montpellier en 1623 ! Il observe que ce remède n'augmentait ni la fièvre, ni la soif, ni la sécheresse de la langue (*Vid. lib. 17, cap. 1.*). Si l'on veut savoir pourquoi cette épidémie fut si meurtrière, que les tiers des sujets qu'elle attaqua périrent, on en trouvera la raison dans la faiblesse des malades, qui était si considérable, qu'ils paraissaient agonisans, et dans la profusion avec laquelle on leur ordonna les saignées et les autres débilitans.

Dans sa lettre à Brady, Sydenham observe que le vin qu'il faisait prendre avec le quinquina n'augmentait jamais la fièvre. Pringle assure avoir toujours employé avec succès un mélange de huit onces d'infusion de camomille et de deux onces d'esprit de vin, pour combattre les fièvres intermittentes qu'il soupçonnait compliquées d'obstruction des viscères (*Malad. des Arm., part. 3, chap. 5*). Banau a célébré l'utilité du vin pur ou mêlé avec de l'eau dans les fièvres appelées putrides et malignes, où il en donne jusqu'à trois pintes par jour lorsqu'elles sont violentes. Il assure qu'une quantité considérable de cette liqueur rappelle miraculeusement les malades de la mort à la vie (*Vid. observ. sur les différens moyens propres à combattre les fièvres putrides et malignes, p. 37 et 39.*). D'autres praticiens se louent également de cette méthode, que beaucoup de chirurgiens et de médecins militaires ont adoptée. Au reste, Banau veut que les malades respirent un air pur, et qu'ils soient maintenus à une température fraîche pendant qu'ils font usage du vin et du quinquina.

Citons encore l'autorité de Boerhaave et de son savant commentateur.

« *Si verò valida una comitetur* (les fièvres)
» *summam debilitatem, tùm vinosa, imò et sæpe*
» *spiritibus ditiora prioribus* (§ 640), *miscenda*
» *propinanda tuto erunt* (Aphor. 641.). Vanswieten
» ajoute : *imo nec spirituosa, ut ipsi vini spiritus*
» *vel compositi aromatici spiritus officinales nocebunt, si aquosi misceantur; et observatum pulchrius sitim tunc cedari per hæc, quam si soli*
» *aquosi potus exhiberentur* ».

Zimmermann n'ignorait pas que les spiritueux calment la soif, même lorsqu'on éprouve une forte chaleur. Il dit, d'après les témoignages des chasseurs suisses, qu'en été rien ne désaltère autant que le kirchwaser (*de l'exp., liv. 5.*). Les marchands qui traversent les déserts brûlans de l'Asie pour aller en Turquie et en Perse, étanchent leur soif avec de l'eau de vie ou du vin de Perse et d'Espagne le plus fort. Je sais par expérience que les spiritueux étanchent la soif dans une infinité de circonstances chez les sujets sains, comme chez les hydropiques, les diabétiques et les fiévreux, bien mieux que les boissons aqueuses.

Berthonie, Tissot et Baumes avaient commencé de fixer l'attention des praticiens sur les inconvéniens des boissons aqueuses qu'on ordonne sous prétexte d'étancher la soif, de détendre les solides, de détremper l'humeur fébrile, de dissiper l'érétisme, etc., en avouant que l'asténie du ventricule et de son tube inférieur, et l'augmentation des symptômes qu'on se proposait de vaincre, sont la conséquence de cette pratique. Il n'est pas inutile de rappeler ici qu'Hippocrate a dit que l'eau est relâchante et très-affaiblissante (*du régime dans les maladies aig.*). Ses effets débilitans, ajoute ce grand homme, se manifestent lorsque les vaisseaux sont vides, et que les malades ont les pieds froids; ce qui revient à dire lorsque le corps est décidemment faible.

Tels sont les effets de l'eau, et, par conséquent, des boissons aqueuses. Les différentes qualifications pompeuses qu'on leur a données peuvent bien éblouir le vulgaire; mais elles ne sauraient changer leur manière d'agir.

### *Note* D.

Jusques dans ces derniers temps la fièvre a été considérée comme un instrument de guérison dont la nature se sert habilement pour dépurer les humeurs, et pour neutraliser ou expulser hors du corps ce qu'on suppose qu'elles ont de nuisible. Elle a été encore regardée comme une marque de vigueur. J'ai observé dans différens essais que l'école d'Hippócrate confondait pêle-mêle dans une même classe générale toutes les maladies aiguës accompagnées de fièvre ; erreur capitale extrêmement funeste, puisque la plupart de ces maladies proviennent de faiblesse.

De l'opinion qu'on avait de l'utilité de la fièvre en général, à celle de l'influence curatrice des fièvres intermittentes en particulier, il n'y avait qu'un pas à faire. Hippocrate, Boerhaave, Vanswieten, etc., pensaient que les fièvres quartes dissipaient d'autres maladies; observation que l'illustre Quarin avoue n'avoir jamais vérifiée. Voullone dit pareillement « qu'on ne peut refuser aux fièvres intermittentes un avantage que les médecins accordent par un suffrage presque unanime à la fièvre en général » (*Mém. sur le caract. des fièvres, etc.*, §. 83.); par où l'on voit que cet habile médecin ne fait qu'alléguer une erreur en faveur d'une autre.

J'ai combattu ailleurs (*Examen critique de quelques points du système médical de l'école d'Hippocrate, suivi de réflexions sur les moyens d'arrêter les progrès de la débilité des hommes d'aujourd'hui.*) l'hypothèse de l'utilité de la fièvre, qui n'est guère bonne qu'à enrichir les médecins. Il ne faut pas avoir un génie transcendant pour comprendre que les fièvres périodiques nuisent presque toujours évidemment à ceux qui en sont attaqués. La raison, d'accord avec les faits de pratique, ne permet pas de croire qu'il soit avantageux pour le corps de laisser la faiblesse continuer paisiblement les progrès qu'elle peut faire, et engendrer des maux chroniques locaux, et autres, qui mettent la vie en danger. Outre que les fébricitans traînent une pénible existence, souffrant continuellement, et ne pouvant goûter les jouissances que la santé seule procure, il est incontestable qu'un grand nombre sont la proie de différentes maladies asténiques et locales, qui se joignent ou qui succèdent aux accès de fièvre, et qui font empirer l'état du corps. Comment, en effet, pouvoir espérer quelque chose d'avantageux du dérangement tumultueux des fonctions que cette maladie traîne à sa suite, du désordre et de l'état de douleur dont elle est inséparable, de la débilité où elle jette les organes les plus importans, enfin, de la vie fâcheuse et languissante qui est son triste cortége?

Cependant je ne nie pas qu'à raison du changement qui a lieu dans le mode de l'asténie, et des mutations qui s'opèrent dans la manière de sentir et de réagir des organes, les fièvres puissent faciliter la curation d'affections préexistantes. Il est des formes d'asténie et d'hypersténie plus faciles à vaincre, et qu'on met plus promptement en fuite que d'autres. Je conçois donc que les fièvres venant à s'enter, pour ainsi dire, sur de certaines dispositions morbifiques, celles-ci, à raison de cette circonstance, pourront être plus vulnérables qu'avant cette association de maux. Mais je ne puis croire qu'une maladie de faiblesse puisse, comme telle, détruire une autre maladie également asténique.

Au reste, je ne vois pas pourquoi on attendrait le septième accès pour attaquer efficacement les fièvres; car, comme l'observe Voullone lui-même, les raisons qu'on allègue pour montrer qu'il ne convient point de le faire dans leur commencement, devraient servir également à éloigner le médecin de l'emploi de tout moyen curatif dans la suite, comme, par exemple, après le trentième accès : « de- » puis que je suis revenu, dit le célèbre Marcus, de » cette folie scolastique impardonnable ( de pres- » crire les évacuans ), et que j'ordonne à mes ma- » lades attaqués de fièvres intermittentes, avec » signes gastriques ou non, le régime corroborant » dès le commencement du mal-aise, je puis me » vanter de posséder contre ces maladies une mé- » thode curative couronnée d'un succès cons- » tant » ( *tom. 1, n°. 4.* ).

On a toutes sortes de raisons, sur-tout en automne et en hiver, pour attaquer sur le champ les fièvres intermittentes, qui, par l'effet du froid, de l'humidité, des fruits, des nourritures grossières, etc., dégénèrent quelquefois, selon la juste remarque d'Huxham, en Synoch et en Typhus. Le même habile praticien observe que les progrès de la faiblesse rendent encore les fébricitans sujets à l'hydropisie, à la jaunisse, aux obstructions, etc ; effets dont nous avons tous les jours sous nos yeux de nombreux exemples.

### *Note* E.

L'opium est infiniment utile pour arrêter les fièvres intermittentes. Duchanoy ne sait assez se louer de ses bons effets dans ce cas ( *Vid.* mém. sur l'usage des narcot. dans les fièvres intermitt. ). Berryat assure qu'il a fait mille fois l'expérience de l'efficacité de ce remède ( *Vid.* son mém. dans le second tom. des mém. des savans étrangers. ). Lind fait le plus grand éloge de ses propriétés fébrifuges ( *Vid.* traité des malad. des habitans des pays chauds, *appendix.* ). Enfin, les observations de Tralles, Thion, Alberger, Gregory, Muray, Guerenne, et des médecins de l'école de Brown, déposent hautement en faveur de la vertu de ce remède pour détruire les fièvres intermittentes. Or, avant Brown cette vérité était stérile et comme ignorée, tandis que Stoll n'eut pas plutôt mis en vogue le tartre stibié, que presque tous les médecins s'empressèrent de l'ordonner.

Je crois avoir prouvé ailleurs que l'opium est excitant, et non pas sédatif. J'entrerai dans de nouveaux détails à ce sujet en faveur des personnes qui ne l'ont point approfondi, et qui auraient de la difficulté à admettre la propriété exclusivement stimulante de ce remède. Bien des médecins ne veulent pas convenir d'une vérité si sensible..... C'est le cas de dire avec Malebranche : « l'autorité » des anciens n'a pas seulement aveuglé l'esprit de » quelques gens, on peut même dire qu'elle leur a » fermé les yeux ; car il y a encore des personnes si » respectueuses à l'égard des anciennes opinions, ou » peut-être si opiniâtres, qu'elles ne veulent pas » voir des choses qu'elles ne pourraient plus contre- » dire, s'il leur plaisait seulement d'ouvrir les » yeux » ( *Recherche de la vérité, liv. 2, chap. 2.* ).

Hippocrate, Themison, Dioscoride, Galien, etc., employaient l'opium, et ce remède était le principal ingrédient des *électuaires corroborans* les plus en réputation à Rome dans le dernier siècle de la république et les premiers de l'ère chrétienne.

Je ne serais pas éloigné de penser que les hommes employaient l'opium en qualité de cordial et de létifiant long-temps avant que les médecins le missent en usage comme remède. C'est ce qu'on peut inférer d'un passage du quatrième livre de l'Odyssée. Selon Homère, Hélène connaissait une poudre qui bannissait le chagrin et inspirait la gaieté. Or l'opium produit ces effets, qu'il ne partage avec aucune autre substance. C'est ce qui a fait dire à Weikard que si l'on donnait de l'opium à un homme ennuyé de la vie, on pourrait la lui faire aimer. De nos jours encore les asiatiques prennent de l'opium dans leurs festins. Hélène servait de sa poudre à la cour de Menelaüs dans les mêmes circonstances; il est d'autant plus vraisemblable que cette poudre contenait de l'opium, que, selon Eusèbe et Diodore, cités par Dacier, en Egypte, et sur-tout à Thèbes, les femmes composaient certaines boissons qui calmaient la douleur et faisaient oublier les chagrins. Or Hélène tenait son secret de Polydamna, reine d'Egypte, contrée où le pavot croissait et croît encore abondamment.

Autrefois les médecins étaient fort divisés au sujet de l'usage de ce remède. Diagoras, Erasistrate et Andréas ne voulaient point qu'on l'employât, et, dans ces derniers temps, après une expérience de plus de deux mille ans, les hommes de l'art, peu d'accord sur les cas où il est utile ou nuisible, ne connaissaient que fort imparfaitement ses vertus. En général, ce n'était que pour calmer les douleurs, dissiper les convulsions et provoquer le sommeil, qu'on croyait devoir l'ordonner; et dans ces circonstances même, on le prescrivait souvent sans discernement. Jusqu'à Brown ce remède cordial est resté relégué dans la classe des calmans et sédatifs. Ce médecin découvrit qu'il agissait par une propriété stimulante, en vertu de laquelle il produisait tous les effets qu'on sait qu'il opère. De cet effet stimulant primitif découlent un grand nombre d'effets secondaires, comme de calmer la douleur, dissiper les convulsions ou les provoquer, exciter le sommeil et la sueur, ainsi que le tribut féminin, porter à l'amour, réjouir, augmenter la chaleur du corps et la rougeur de la peau, arrêter les excrétions trop abondantes, dompter les fièvres, diminuer l'asténie, aggraver l'hysperstténie, etc.

De quelque côté que l'on considère l'influence que ce remède exerce sur l'économie vivante, partout on découvre l'analogie et la similitude de ses effets avec ceux des liqueurs et des substances fortifiantes; et sans la connaissance de sa faculté stimulante, on ne peut se rendre raison de son utilité dans une infinité de cas de faiblesse. Il remplace les toniques, tels que le vin, le quinquina, la cannelle, l'éther, l'alkali volatil, etc., etc., dans beaucoup de circonstances, et souvent il leur est supérieur. Au contraire, examiné avec attention dans ses effets primitifs, il n'a point de rapports avec les débilitans; et son action diffère à tel point de la leur, qu'il est nuisible lorsqu'ils sont utiles, et avantageux dans des cas où ils sont funestes. Si, à ces considérations, nous ajoutons le tableau de ses effets sur les peuples qui en font usage, comme les européens du vin, il n'est point d'esprit raisonnable et sensé qui ne le reconnaisse pour excitant.

Voici ce que le célèbre Tournefort rapporte à ce sujet dans sa relation du voyage qu'il fit dans le levant, lettre 14, « cette drogue, qui est un poison pour » ceux qui n'y sont pas accoutumés, et dont une » petite dose fait mourir les autres gens, met d'abord » les dervis, qui en mangent des onces tout à la fois,

» dans une gaieté pareille à celle des hommes qui
» sont entre deux vins ; une douce fureur, que l'on
» pourrait appeler enthousiasme, succède à cette
» gaieté, et les ferait passer pour des gens extraor-
» dinaires, si l'on n'en connaissait pas la cause ».

Ecoutons encore un autre témoin oculaire, cité par Carl Marc dans son traité des poisons, § 26 :
« c'est vers le soir que l'on voit arriver par toutes
» les rues qui conduisent à la Solimanie les amateurs
» de cette drogue. On trouve une file de petites
» boutiques appuyées sur un des côtés de la place
» où est la mosquée. Les amateurs de l'opium s'as-
» seyent sur des sophas que les marchands placent
» devant leur boutique. Bientôt on distribue les
» pilules de cette drogue, dont ceux qui ont plus
» d'habitude d'en prendre avalent jusqu'à quatre
» plus grosses qu'une olive ; après quoi ils boivent
» un verre d'eau fraîche, chacun attendant dans
» une attitude particulière qu'un agréable délire, qui
» a lieu dans moins d'une heure, vienne l'animer. Ce
» délire arrivé, ils font des gestes de cent manières
» différentes, mais toujours bizarres et joyeux. C'est là
» le moment où la scène devient plus intéressante.
» Tous ces gens sont heureux, et retournent à leur
» maison dans un état de déraison complet ; mais
» cependant accompagné d'un bonheur parfait, que
» la raison ne saurait leur procurer. Sourds aux
» plaisanteries des passans, chacun d'eux croit pos-
» séder ce qu'il aime le plus : ils en ont le sentiment ;
» la réalité leur procurerait bien moins de jouissance ».

Cet effet fortifiant et létifiant que l'opium produit sur l'homme, ne se manifeste pas moins évidemment sur les chevaux ; Pilger en ayant donné une once à un cheval borgne et très-épuisé, au bout d'une demie heure cet animal mangea avec beaucoup d'appétit, fut très-éveillé, regarda vivement autour de lui à chaque bruit qu'il entendait, et secoua fréquemment les oreilles. Ce même remède augmenta singulièrement la vivacité et les forces d'un jeune cheval poussif. Un troisième cheval accablé de vieillesse et de fatigue, auquel on en donna une once et demie, éprouva des effets admirables. Toutes ses facultés se réveillèrent, ses yeux brillèrent du feu de la jeunesse, ses oreilles se dressèrent, sa mâchoire se releva, ses membres reprirent de la force et de la souplesse, il trotta comme un jeune cheval, et donna toutes les marques d'une grande vivacité ( *Pilger, recherches pour prouver par le galvanisme l'influence de certains poisons et remèdes sur l'irritabilité animale.* ).

Le grand Sydenham, qui a le premier connu la véritable propriété de cette drogue, dit que c'est le cordial par excellence, et presque le seul qu'on ait découvert ( *sect. 4, cap. 3.* ). Il ajoute que ce serait connaître bien imparfaitement ses vertus, que de l'opposer seulement à l'insomnie, à la diarrhée et aux douleurs; et que celui qui saura la manier convenablement en obtiendra des effets admirables, qui semblent surpasser la force d'un seul remède. Brown n'eût-il que prouvé la vertu excitante de l'opium, qui, malgré le passage précité de Sydenham, était comme inconnue, sa grande utilité dans un grand nombre de maladies de faiblesse et ses mauvais effets dans l'état hypersténique, il n'en faudrait pas davantage pour qu'il méritât d'être placé au rang des médecins qui ont rendu des services signalés à l'art de guérir et à l'humanité. M. le conseiller May, qui, dans l'examen de la nouvelle doctrine, a exposé franchement ses doutes et ses difficultés sur différens points, dit : « il n'est aucun médecin, ami » de la vérité, et qui sait se prémunir contre sa » propre persuasion, qui n'avoue que depuis la pu» blication de la doctrine de Brown, on administre » l'opium avec plus de connaissance, de sureté, de » confiance et de succès (*Stolperto.*, *bib. med.* » *Germ.*, *tom. 3.*) ». Cependant M. Alibert a eu le courage d'avancer que « les praticiens n'avoueront » jamais que Brown ait concouru aux véritables » progrès de la médecine d'observation (*Therap.*, » *art. opium.*) ».

Dans un examen critique du traité de thérapeutique du docteur Alibert, qui doit avoir été présenté à la société de médecine de Paris, j'ai dit ce que je pensais de l'assertion précitée. J'ajouterai seulement ici que ce n'est pas de cette manière que j'ai attaqué les systèmes que je croyais faux et dangereux; et quoique j'eusse appris de Lafontaine que

» Quand l'absurde est outré, l'on lui fait trop
» d'honneur
» De vouloir par raison combattre son erreur;

Cependant j'ai pensé que dans un sujet si important, on devait déroger à cette judicieuse et solide maxime.

En voyant que l'opium calme les douleurs, dissipe les convulsions, et provoque le sommeil, on se croit fondé à conclure qu'il est sédatif et non pas stimulant. J'espère faire voir que cette conclusion n'est pas légitime.

Nous sommes assurés que les douleurs qui accompagnent la diathèse asténique proviennent originairement de débilité. Ainsi l'action excitante de l'opium suffit à expliquer comment il peut les calmer;

l'on n'est pas plus fondé à lui supposer une vertu calmante, qu'on ne le serait d'attribuer une propriété dolorifique aux agens qui ont suscité l'asténie. Les douleurs sont simplement un symptôme qu'un tel cordial et excitant diffusible peut dissiper, de la même manière qu'il dissipe les autres symptômes provenant de la même cause. Jusqu'à Brown on a ignoré combien la débilité est une cause fréquente de douleur. L'état de vacuité des muscles creux est une source de souffrances pour ces organes et pour d'autres qui sont en connexion avec eux par des rapports de fonctions et des associations de mouvemens, ou par la similitude de l'organisation. La langueur, les défaillances, les sensations désagréables, et enfin la douleur suivent de près cet état, comme l'ingénieux Darwin l'a si bien connu. Le défaut d'une quantité convenable de matières distendantes fait naître différentes sensations pénibles et douloureuses, parce que les organes sont dans un état relatif de vacuité inaccoutumé, et que le besoin qu'ils ont de leur stimulus naturel n'est point satisfait. Ainsi, la diminution du sang produit la faiblesse et la douleur dans le système artériel, et par sympathie dans certains organes; celle des fluides blancs dans leurs vaisseaux respectifs, et, par consensus, dans divers autres appareils organiques; celle des alimens agit de même sur l'estomac et les organes auxiliaires de la digestion, le tube intestinal, les vaisseaux chilifères, etc.; celle de la chaleur suscite des sensations ingrates dans les nerfs et les vaisseaux cutanés, d'où cet état se propage au cerveau, au poumon, à l'estomac, etc.; en un mot, il suffit que le corps soit privé d'une certaine quantité de stimulans auxquels il est accoutumé, pour qu'il soit en

proie

proie aux sensations désagréables et douloureuses, de même qu'il en éprouve de douces et flatteuses, si les excitans internes et externes sont en rapport avec ses besoins. Au reste, l'opium peut encore calmer les douleurs, en produisant une faiblesse indirecte momentanée.

On ne saurait donc être surpris que l'action excitante de l'opium puisse dissiper les douleurs asténiques. Au reste, il y a plusieurs autres stimulans qui sont employés avec succès dans les mêmes circonstances.

Quant à son utilité dans quelques maladies convulsives, elle annonce une propriété excitante, et non une vertu sédative, puisque d'autres stimulans, tels que le musc, le camphre, l'ammoniaque, la valériane, etc., y ont produit également d'excellens effets, et que cet état morbifique provient ordinairement de faiblesse, lorsqu'il n'est point suscité par une cause locale. Les médecins sont tombés dans l'erreur à cet égard, parce qu'ils supposaient que les convulsions étaient causées par un excès de ton ou de force. Boerhaave et Morgagni ont cependant reconnu que la débilité et le défaut de sang pouvaient causer ces désordres dans le système vivant; et c'est, en effet, ce que nous voyons arriver non-seulement dans l'homme, mais encore dans les animaux qu'on égorge. *In animale moribundo solent præcedere convulsiones*, dit Boerhaave; phénomène que ce médecin, ainsi que Morgagni expliquent ainsi: *non quod aucta sit vis musculorum se contrahentium, sed quod imminuta sit vis earum antagonistarum, ut in paralysi* (Morgagni, de sedibus et causis, epist. X, de morbis capitis.).

Un médecin qui se plaît à décrier la doctrine

brownienne, qu'il avoue ne pas connaître, me dit un jour, si l'opium est stimulant, comment peut-il paralyser les parties sur lesquelles on l'applique? Sans vouloir entrer en discussion sur le fait, je me contentai de lui répondre qu'il agissait de la même manière que la lumière vive sur l'œil, que le son très-aigu sur l'oreille, et que l'électricité sur toutes les parties vivantes; agens stimulans, qui, comme on sait, provoquent la paralysie. J'observerai en passant qu'une longue expérience a prouvé à Heberden que l'opium est utile dans la paralysie comme dans d'autres asténies.

De ce que l'opium fait dormir, on en conclut qu'il a une propriété dormitive spécifique. Si je voulais adopter cette singulière manière de raisonner et d'apprécier les faits en médecine, je ne serais pas moins fondé à soutenir que les choses qui nous font vivre possèdent également une vertu soporifique, puisqu'elles provoquent chaque jour régulièrement le sommeil chez tous les hommes.

J'ai fait voir dans un autre essai que divers excitans énergiques provoquent également le sommeil. Les liqueurs spiritueuses, la chaleur et l'exercice, par exemple, produisent souvent cet effet. L'effet assoupissant du vin chez les personnes qui en prennent une quantité suffisante, est aussi commun en Europe que celui de l'opium; et il n'est pas douteux que le vin n'assoupît un Musulman, comme l'opium fait dormir un Européen. Il n'est pas invraisemblable que dans le 14.e livre de l'Iliade, Homère n'a feint que l'île de Lemnos était le séjour du sommeil, que parce que cette île était très-fertile en vin.

« Tout le monde peut avoir observé comme moi,

» dit Lory, que les émanations volatiles du musc, » du castor, de l'ambre gris, du camphre, du » safran, etc., exaltent les idées et causent l'ivresse » (*vid. mem. sur l'act. de quelques méd., et particul.* » *de l'opium.*) ». Formey remarque aussi que l'odeur des plantes aromatiques est assoupissante. Il dit que des apothicaires hollandais ont assuré à Boerhaave que lorsqu'ils ouvraient de grosses balles de drogues, telles que le camphre, qu'ils recevaient d'Asie, eux et leurs garçons étaient saisis d'un sommeil qu'ils avaient de la peine à vaincre (*vid. Formey, essai sur le sommeil, mém. de l'acad. de Berlin, tom. 1.*). Il faut donc reconnaître que toutes ces substances sont douées d'une vertu soporifique, ou que l'opium ne l'a pas plus qu'elles. Les médecins qui aiment à observer et à méditer sur les phénomènes dignes de fixer leur attention, se seront aperçus que les nourritures, ainsi que je l'ai dit dans un autre essai, excitent souvent à dormir avec une promptitude pareille à celle de l'opium. Les personnes qui ont de l'appétit éprouvent, après avoir mangé un peu et bu un coup, une certaine vivacité, des sensations agréables, enfin un léger degré d'exaltation dans les idées, que je regarde comme *le premier degré sensible de l'ivresse.* Lorsque l'estomac est dans un état de sensibilité augmentée, comme il arrive aux sujets plus ou moins pressés par la faim, les nourritures produisent fréquemment ce phénomène, de même qu'elles jettent dans l'assoupissement. Ainsi l'on ne doit point être surpris de ce qui arriva au capitaine Bligh et à ses infortunés compagnons sur les côtes de la nouvelle Hollande, où ils abordèrent. Dévorés de faim, ils mangèrent des huîtres qu'ils trouvèrent sur le rivage, et bientôt ils tombèrent dans l'ivresse.

Beddoes assure qu'une tasse de bouillon pris après trois ou quatre jours de jeûne serait capable d'enivrer ; et le professeur Brera en rapporte un exemple intéressant.

Cet état d'impulsion physique, d'augmentation de sensibilité, de disposition au mouvement, de vivacité et d'exaltation des idées, que je regarde comme le premier degré de l'ivresse, est également le résultat de l'action de beaucoup d'autres agens, tels que la musique, les odeurs flatteuses, les discours éloquens, la vue de la campagne dans un beau jour de printemps, le plaisir de revoir ses amis ou les objets qui nous sont chers, etc. Ainsi l'ivresse n'est pas plus que l'assoupissement l'effet de vertus particulières et spécifiques ; à quoi je dois ajouter que l'identité des effets me paraît être un garant sûr de l'identité de la cause.

D'après ces réflexions et ces faits, je conclus que l'effet soporifique de l'opium vient d'une action stimulante, et non d'une propriété sédative.

Avant de terminer cette longue note, j'observerai que ces deux phénomènes ; savoir, la vivacité des mouvemens et des sensations, et l'exaltation des idées, d'un côté ; et, de l'autre, l'assoupissement et le sommeil produits par l'opium, devraient enfin convaincre les médecins que la coutume qu'ils ont d'attribuer aux médicamens autant de vertus qu'ils produisent d'effets sensibles et différens en apparence, est aussi erronée que dangereuse. C'est ce que je ferai voir avec quelque étendue dans les élémens de thérapeutique et de pharmacologie, auxquels je travaille depuis plusieurs années, et que j'espère mettre au jour.

*Fin des Notes.*

www.ingramcontent.com/pod-product-compliance
Ingram Content Group UK Ltd.
Pitfield, Milton Keynes, MK11 3LW, UK
UKHW021553260726
13993UKWH00002B/810

9 782329 306933